高等院校医学实验教学系列教材

医学物理学实验

主　编　冯永振

副主编　田晓明　陈英华

编　者　（按姓氏笔画排序）

丁晓东（大连医科大学）

王光昶（成都医学院）

王　勇（广东医学院）

田晓明（广东医学院）

叶淑群（广东医学院）

冯永振（广东医学院）

李晓原（中山大学中山医学院）

张　翼（右江民族医学院）

陈英华（广东医学院）

陈鸿鹏（广东医学院）

吴　琴（广东医学院）

钟守昌（江汉大学医学与生命科学学院）

科学出版社

北　京

内 容 简 介

本书编写参照了建设国家级实验教学示范中心要求的实验教学模式，将实验项目分成基本实验操作及常用仪器使用、经典验证性实验、综合性实验、设计性实验四个板块，分别介绍了 20 项实验内容。在实验内容的选取上，既考虑到物理学本身的知识面，又力求贴近医学方面的相关知识，在深度和难度上力求与普通高等医药院校学生的知识结构相适应。实验中既有体现基本训练的实验内容，又有提高的综合性和设计性实验内容。

本书可以作为高等医药院校各专业的物理实验教材，各校可根据学时、专业的不同选择其中实验内容。

图书在版编目(CIP)数据

医学物理学实验 / 冯永振主编 . —北京:科学出版社,2010. 8

ISBN 978-7-03-028635-2

Ⅰ. 医… Ⅱ. 冯… Ⅲ. 医用物理学-实验-医学院校-教材 Ⅳ. R312-33

中国版本图书馆 CIP 数据核字(2010)第 158709 号

责任编辑:胡治国 / 责任校对:陈玉凤
责任印制:赵 博 / 封面设计:黄 超

科 学 出 版 社 出版
北京东黄城根北街 16 号
邮政编码: 100717
http://www.sciencep.com
北京密东印刷有限公司 印刷
科学出版社发行 各地新华书店经销
*
2010 年 8 月第 一 版 开本:787×1092 1/16
2023 年 1 月第十六次印刷 印张:7
字数:155 000
定价: 25. 00 元
(如有印装质量问题,我社负责调换)

高等院校医学实验教学系列教材
编写指导委员会

总　　序

随着21世纪经济与社会的发展，科学技术既向纵深发展、不断分化，又互相渗透、不断融合；同时，新兴学科与边缘学科的兴起、新技术的应用、信息量的剧增，对医学的发展产生了重大而深远的影响，这些必将促进医学教育的全面改革。实验教学作为高等教育的重要组成部分，是学生实践能力和创新能力培养的重要途径，其重要性已受到越来越广泛的关注。

目前，传统实验教学模式仍占主导地位，存在不少弊端和不足：以学科为基础构建的课程体系，忽略了生命科学的整体性、系统性；学科体系繁多，相互孤立，学科间联系不够；实验室分散，功能单一，设备重复购置，资源浪费，效率低下，调配困难；实验教学内容陈旧，手段落后，方式老化，实验内容以验证理论为主，缺少现代医学实验内容；医学生学习的积极性、主动性不强。这些明显滞后于现代医学的发展，影响教学质量，不利于大学生创新意识和实践能力的培养，难以培养出高素质、创新型的医学人才。如何改革传统的实验教学模式，培养具有创新精神、知识面广、动手能力强的新型医学人才，已成为当务之急。教育部、卫生部《关于加强医学教育工作，提高医学教育质量的若干意见》(教高〔2009〕4号)明确提出“高等学校要积极创新医学实践教学体系，加强实践能力培养平台的建设。积极推进实验内容和实验模式的改革，提高学生分析问题和解决问题的能力”，进一步明确了医学实验教学的重要性和改革的必要性。根据教育部精神，要对传统医学实验教学模式进行改革，最大限度地整合有限资源，优化重组教学实验室，依托相关学科优势，与学科建设相结合，构建开放共享的实验教学中心，力求突出和贯彻执行教育部提出的“三基”、“五性”和注重实用性的要求，以培养学生的探索精神、科学思维、实践能力和创新能力。构建新型的医学实验教学体系，要求我们从根本上改变实验教学依附于理论教学的观念，理论教学与实验教学要统筹协调，既有机结合又相对独立，建立起以能力培养为主线，分层次、多模块、相互衔接的实验教学体系。

以教学内容和课程体系改革为核心、培养高素质、创新型人才为目标，科学整合实验教学内容，打破既往学科框架，按新构建的科学体系，编写适合创新性实验教学体系的配套实验教材已显非常迫切。在科学出版社的大力支持下，高等院校医学实验教学系列教材编委会以广东医学院为主体，协同重庆医科大学、中山大学等全国33所高等医药院校相关专业的167名专家、教授共同编写了这套实验教学系列教材。全系列教材共26本，分别是《医学物理学实验》、《医用基础化学实验》、《医用有机化学实验》、《系统解剖学实验》、《医学机能学实验教程》、《病原生物学与医学免疫学实验》、《生物化学与分子生物学实验指导》、《病理学实习指南》、《计算机应用基础上机与学习指导》、《预防医学实习指导》、《卫生统计学实习指导》、《流行病学实习指导》、《临床营养学实习指导》、《营养与食品卫生学实习指导》、《毒理学基础实习指导》、《环境卫生与职业卫生学实习指导》、《健康评估实验指导》、《护理学基础实验指导》、《内科护理学实验指导》、《外科护理学实验指导》、《妇产科护理学实验指导》、《儿科护理学实验指导》、《药理学实验教程》、《药学实验指导》、《临床免疫学检验实验》、《核医学实验教程》。

本系列实验教学规划教材是按照教育部国家级实验教学示范中心的要求组织策划，根据专业培养要求，结合专家们多年实验教学经验，并在调研当前高校医药实验室建设的实际情况基础上编写而成，充分体现了各学科优势和专业特色，突出创新性。同时借鉴国外同类实验教材的编写模式，力求做到体系创新、理念创新。全套教材贯彻了先进的教育理念和教学指导思想，把握了各学科的总体框架和发展趋势，坚持了理论与实验结合、基础与临床结合、经典与现代结合、教学与科研结合，注重对学生探索精神、科学思维、实践能力的培养，我们深信这套教材必将成为精品。

本系列实验规划教材编写对象以本科、专科临床医学专业为主，兼顾预防、基础、口腔、麻醉、影像、药学、中药学、检验、护理、法医、心理、生物医学工程、卫生管理、医学信息等专业需求，涵盖全部医学生的医学实验教学。各层次学生可按照本专业培养特点和要求，通过对不同板块的必选实验项目和自选实验项目相结合修选实验课程学分。

由于医学实验教学模式尚存在地区和校际间的差异，加上我们的认识深度和编写水平有限，本系列教材在编写过程中难免存在偏颇之处，敬请广大医学教育专家谅解，欢迎同行们提出宝贵意见。

高等院校医学实验教学系列教材编写指导委员会

2010 年 6 月

前　言

医学物理学是一门建立在实验基础上的自然科学。医学物理学实验是医学物理学的重要组成部分，它与理论课既有关系，又是相对独立的一门课程。物理实验的理论、方法和技术不仅是医学，也是其他自然学科实验的基础。医学物理学实验是高等医药院校绝大多数专业的学生必修的基础课程之一，其任务主要是：一方面，使学生掌握必要的物理实验原理、方法和技能，能正确、合理地使用仪器，为学习医学基础课和专业课打下牢固的基础；另一方面，培养学生的基本科学技能、科学实验素质和科学思维方法，同时培养学生实事求是的科学态度、独立分析问题和解决问题的能力、活跃的创新意识和理论联系实际的工作作风。

本实验教材是参照建设国家级实验教学示范中心要求的实验教学模式而进行编写的。全书共分五章，第一章为绪论，详细介绍了做好物理实验的要求，以及比较系统地介绍了实验误差及数据处理的基本知识。此章内容在本课程中占有重要的地位，它是学生进行实验和数据处理的基础。第二章为基本实验操作及常用仪器使用，主要包括一些基本物理量的测量、基本实验仪器的使用，此章内容是学生实验基本技能训练和基本科学实验素质培养的基础。第三章为经典验证性实验，主要包括经长期教学实践证明对于医学生理解医学物理学理论有很好辅助作用的实验项目，此章内容偏重于基本知识、基本理论和实验方法的学习，对培养学生具有一定的实验技能、科学实验素质和科学思维方法很重要。第四章为综合性实验，主要包括反映学科内或学科间知识与技术的综合与分析的实验项目，此章内容着重提高学生综合实验、分析问题、解决问题的能力，强化学生对实验研究有一个比较全面和立体的概念。第五章为设计性实验，实验项目以基本知识、基本方法和基本技能的灵活运用为目的，使学生进一步深入理解物理实验的设计思想和实验方法，有利于激发学生学习的积极性和主动性，培养学生创新思维能力、独立解决问题能力和基本的科研能力。

本实验教材在实验内容的选取上，既考虑到物理学本身的知识面，又力求贴近医学方面的相关知识，在深度和难度上力求与普通高等医药院校学生的知识结构相适应。因此，它是可以作为高等医药院校各专业的物理实验教材的。但由于医学物理学实验课程的学时较少，没有时间完成书中全部实验，故可根据具体学时、学生的专业、学制选择其中部分实验。

实验教学是一项集体事业，从实验内容的确定、实验教材的编写、实验项目的开设准备，直到实验教学的完成，都凝聚着我们全体教师和技术人员的智慧和劳动成果。同时，在编写本书的过程中，我们广泛参阅了兄弟院校的有关教材，吸取了其中富有启发性的观点和优秀内容，在此表示衷心的感谢。

本书的编写得到了各位编者所在学校领导和各级主管部门的关心和支持，也得到了科学出版社的领导和责任编辑的大力帮助，在此谨致以衷心的感谢。对热情支持本书编写工作的其他人员表示诚挚的谢意。限于编者的学识和水平，加之时间仓促，书中难免有错漏或不足，敬请广大师生给予帮助和指正。谢谢！

编　者

2010 年 5 月

目　　录

第一章　绪　　论

科学实验是使用特定的装置有意识地控制实验条件，使研究的自然现象在人工控制的条件下重演，并进行反复精密的观察和测量，从而发现事物的本质，找出被研究现象的规律性。

从自然科学的发展史可以清楚地看出，人们总是从实验中总结规律和理论，然后又通过新的实验来检验这些规律和理论的正确性，借以进一步发展理论。物理学和实验的关系则更加密切，它的所有成果都必须以严格的物理实验为依据，可以说物理学是一门定量的实验科学。

物理实验的理论、方法和技术是其他实验的基础，也为其他学科的发展提供了有力的工具。现代医学和高科技中广泛地应用着物理学的理论和实验方法。对于医学院校的大学生来说，要掌握现代医学科学知识和技术，就必须具备一定的物理实验方法和实验技能。

物理实验是物理课程的重要组成部分，它与理论课既有关系，又是相对独立的。物理实验课的教学任务是：①使学生掌握必要的物理实验原理、方法和技能，能正确、合理地使用仪器，为学习医学基础课和专业课打下牢固的基础。②培养学生严肃认真的工作作风、实事求是的科学态度和独立分析问题、解决问题的能力。③培养学生观察和分析实验现象的能力，巩固和加深对物理现象和规律的理解。

第一节　物理实验须知

一、物理实验室规则

(1) 为使实验课能达到预期效果，学生在课前要做好预习并接受教师的检查；在规定的时间进入实验室，不得迟到、早退。

(2) 实验室内要保持肃静，不得喧哗吵闹，不得抽烟，不得乱丢纸屑。

(3) 爱护室内一切仪器、物品，未经教师同意不得携出室外，不得随意搬动和乱用仪器设备，因擅自动用仪器而损坏者要照章赔偿。

(4) 学生进入实验室，应遵守教师指导并按实验规程进行实验。凡电学实验接线自查无误后，须再经教师同意，才能通电操作。

(5) 实验小组应严格按照教师分组进行实验，不得私自调整实验小组成员。

(6) 学生应在规定的时间内完成实验。实验完毕，应将仪器、物品整理还原，填写实验情况记录卡。

(7) 值日生课后负责清洁实验室，关闭水电及门窗。

二、物理实验课的要求

物理实验是学生在教师指导下独立进行的一种实践活动，每个实验的教学环节可分为三个部分:实验前预习、实验操作、实验结果的整理。

1. 实验前预习 必须完成指定的预习任务,未完成预习任务者不得进入实验室。预习要求如下。

(1) 认真阅读实验指导书:明确实验目的、测量要求和测量方法,理解实验原理,了解实验仪器的构造原理、使用方法,熟悉实验步骤,弄清注意的事项。

(2) 书面完成实验报告中规定的预习部分:首先(第一页)要画出空白的原始数据记录表格;紧跟着(或第二页)是实验报告,要书写实验题目、实验目的、实验仪器(名称、型号、精度)、实验原理(简述原理、包括简单的公式推导、原理图或实验线路图等)、注意事项、实验数据记录表格(可与首页的原始数据记录表相同)。

2. 实验操作 认真听取教师的讲解和要求再开始实验。实验时必须严格遵守实验室规章制度,具体要求如下。

(1) 按照具体实验操作步骤和注意事项进行实验。了解仪器的使用方法、性能和初调要求,严格遵守仪器的操作规程。对于设计性实验,必须将已设计好的实验方案与教师讨论并经同意后方可进行实验。

(2) 做电学实验时,应认真接线、仔细检查,经教师检查同意后才能通电操作。

(3) 应注意观察实验现象,如发现异常或发生元件、仪器损坏事故,要保持现场并立即报告教师,以便找出原因,吸取教训。

(4) 必须如实、清楚地记录实验数据和现象等原始资料,要特别注意数据的单位和有效数字,不要用铅笔记录数据。确需要修改数据时,可在原数据上画一根删除线,然后在旁边记上更改的数据,再说明原因。

(5) 实验进行过程中应及时对实验数据作初步估算,并与理论分析的结果作比较,以便及时发现并纠正可能出现的错误。如果实验误差太大,应找出原因并重做。

(6) 原始记录须经教师审阅签字后才能结束实验、撤除实验装置或实验线路。

3. 实验结果的整理 实验后要在规定的时间内写出完整的实验报告,包括以下内容。

(1) 整理原始数据记录表格中的测量值,如实填写(后页)实验报告中的实验数据记录表。

(2) 按照实验指导书的要求处理实验数据,计算过程要遵从测量误差和有效数字运算法则对数据进行取舍;对要求作图的实验应按照作图法正确绘制图线。

(3) 实验结果分析与讨论。这部分内容非常重要,必不可少。由学生根据实验情况及个人的体会、认识和思考来自主完成。

实验报告必须每人书写一份,独立完成。

三、物理实验报告的书写格式

实验报告是实验者如实对实验过程及实验结果加工整理后形成的书面报告,也是实验者的实验工作总结。实验报告不仅要求学生计算、归纳和整理实验数据,还要有简洁明晰的表达能力和个人的分析思考,可作为衡量学生实验能力的一个重要评判依据。撰写完整的实验报告是实验课的重要组成部分,必须在规定的时间内独立、认真地完成。完整的物理实验报告由预习报告和数据处理两部分组成,其格式要求如下。

1. 预习报告部分(课前完成) 首先(第一页)用直尺规整画出本次实验记录原始数据

的表格，该表格供实验课堂指导教师审阅签字。在第一页可书写标题“**实验××　预习报告**”，其中，“××”代表实验编号。记录原始数据要用签字笔，不得用铅笔记录。

预习报告的第二页（或紧接着第一页）开始书写实验报告，具体内容包括如下几个部分。

（1）实验题目。可附加实验时间、实验完成人及协助者（姓名、班别）。

（2）实验目的。完成本次实验应达到的基本要求。

（3）主要仪器。实验所用主要仪器的名称、型号、精度等。

（4）简明实验原理。简述原理，包括简单的公式推导、原理图或电路图。

（5）注意事项。预习实验指导书给出的注意事项，弄清实验中一些重要问题的处理和应对措施。

2. 其余报告部分（课后完成）

（1）数据记录和处理：先用直尺规整画出本次实验报告记录数据的表格（可与首页的原始数据记录表格相同），再把经指导教师审阅签字后的原始数据用签字笔填写于此，不得用铅笔填写数据。

数据处理一般应有必要的计算过程（符合有效数字的运算法则及误差理论）、实验曲线（坐标纸作图），按要求写出测量结果的标准形式和各种误差（绝对误差、相对误差、百分偏差）。

（2）分析与讨论：对结果值及其误差进行分析，即分析误差的来源，是否由实验原理的局限性造成，或是实验设计不周全，或实验仪器的掌握、操作不当，或仪器精度所致等，并能令人信服地指出误差产生原因、误差大小是否可以接受。可以讨论实验中体会较深、收获较大的感想。例如，怎样排查实验中出现的故障、如何正确读取数据、在实验操作中存在哪些问题等，无论是总结成功的经验或是吸收失败的教训都是同样重要的。也可以对思考题进行讨论。

总之，一份好的实验报告，应该是文字通顺、字迹端正、结构完整、原始数据齐全、图表规范、计算正确、分析有据、结果明确、讨论严谨。书写正确的实验报告是培养工作能力的一个重要环节。

第二节　实验误差及数据处理

一、测量与测量误差

1. 直接测量和间接测量　在物理实验中，经常要使用仪器或标准计量工具去测量物理量，直接从标定好的仪器或量具上读出待测量的大小，称为**直接测量**。例如，用米尺测量物体的长度，用秒表测量时间间隔，用天平测物体的质量等都是直接测量。相应的被测物理量称为直接测量量。

如果待测的量是由若干个直接测量量经过一定的函数运算后才获得的，则称为**间接测量**。例如，先直接测出铁圆柱体的质量 m、直径 D 和高度 h，再根据公式 $\rho=\frac{m}{[\pi(D/2)^2h]}$计算出铁的密度，这就是间接测量，$\rho$ 称为间接测量量。

2. 测量误差　当我们对某一物理量进行测量时，总是假定该量在测量过程中具有一恒定不变的真实数值，称之为“真值”。但是，任何一种测量都不可能是绝对准确的。不管测量仪器如何精密，测量方法如何完善，所得的测量值与待测量的真值之间都不可避免地存在着一定的差异，我们称此差异为测量的误差。由于误差产生的原因和性质不同，一般将误差分为系统误差和偶然误差两类。

(1) 系统误差：这种误差是恒定的，所以又叫恒定误差。它使测量值总是系统性地偏大或偏小。系统误差产生的原因主要有：①仪器的缺陷，如刻度不准、零点未校准、砝码本身不准等；②实验条件与理论不符，如实验时温度偏高，湿度过大；③实验的理论方法不够完善。增加测量次数取平均值并不能减少系统误差；而改变实验条件或修正实验的理论方法，校正仪器装置，调节仪器的零点等，是可以减少甚至消除系统误差的。

(2) 偶然误差：即使消除了系统误差之后，单次测量的数据，也可能比真值大或比真值小，是带偶然性的，这种误差叫偶然误差，又叫几率误差。由于偶然误差具有偶然的性质，不能预先知道，因而也就无法从单次测量过程中予以修正或把它加以消除。但是偶然误差在多次重复测量中服从统计规律，测量值比真值偏大或偏小的机会是均等的，或者说出现正、负误差的几率相同，所以多次重复测量后取平均值，能减少偶然误差。

在实验测量过程中，系统误差和偶然误差总是同时存在的。

二、误差计算

1. 直接测量的误差计算

(1) 近真值：设 $N_1, N_2, N_3, \cdots, N_n$ 是 n 次重复测量同一物理量所得的数值，其算术平均值就称为近真值，表示方法为：

$$\overline{N}=\frac{N_1+N_2+\cdots+N_n}{n}=\frac{\sum_{i=1}^{n}N_i}{n} \tag{1-2-1}$$

(2) 绝对误差：各次测量值与平均值之间的绝对值 $|N_i-\overline{N}|=\Delta N_i$ 叫做**单次**测量的绝对误差，各次绝对误差的平均值叫做平均绝对误差。平均绝对误差(简称绝对误差)按照下式计算：

$$\overline{\Delta N}=\frac{\Delta N_1+\Delta N_2+\cdots+\Delta N_n}{n}=\frac{\sum_{i=1}^{n}\Delta N_i}{n} \tag{1-2-2}$$

多次测量的平均绝对误差越小，表示实验测量结果的精密度越高，我们以平均绝对误差来估计近真值的误差，于是测量结果表示为：

$$N=\overline{N}\pm\overline{\Delta N}(\text{单位})\ \text{或}\ N=(\overline{N}\pm\overline{\Delta N})\text{单位} \tag{1-2-3}$$

式(1-2-3)称为测量结果的标准表达式，它表明多次重复测量后近真值为 $\overline{N}$，近真值的误差超过$\overline{\Delta N}$的可能性较小，真值 N 在 $\overline{N}-\overline{\Delta N}$到$\overline{N}+\overline{\Delta N}$范围内的可能性很大。近真值尾数的舍入法则是“小于五则舍、大于五则入、等于五则把尾数凑成偶数”。

(3) 相对误差：一般说来，绝对误差可以大体说明测量结果的好坏，但很不全面。例如，测量人的体重有几克误差无足轻重，但是称量某种药物时几克误差可以导致危险。所以要说明测量值的优劣，不能单从绝对误差的大小去看，还应该从误差与测量值的百分比来判断，平均相对误差(简称相对误差)就是平均绝对误差与近真值(取正值)的百分比，相对误差总是大于零。

$$E=\frac{\overline{\Delta N}}{\overline{N}}\times 100\% \quad (1\text{-}2\text{-}4)$$

相对误差越小，表示测量结果的精密度相对较高。相对误差一般用百分数来表示。

【例 1】 用最小分度为 1mm 的米尺测量一玻璃管的长度 3 次，测量值及计算结果见表 1-2-1。

表 1-2-1 玻璃管长度的测量值及计算结果

次数	测量值 L(cm)	误差 ΔL(cm)	相对误差	测量结果
1	4.98	0.02	$E=(0.01\div 5.00)\times 100\%$	$L=5.00\pm 0.01$(cm)
2	5.00	0.00	$=0.2\%$	
3	5.01	0.01		（测量值末位的**位次**是小数点后两位）
平均值	5.00	0.01		

注意：①绝对误差一般只取一位有效数字（在某些特殊情况下可取两位），尾数只进不退。测量值的有效数字末位要与出现绝对误差的首位位次取齐；但是，如果测量值的有效数字末位的位次高于出现绝对误差的首位位次时，应把绝对误差向前进位（增大）到测量值的有效数字末位的位次来对齐。例如，表达式 $a=3.022\pm 0.01$(cm)，应改为 $a=3.02\pm 0.01$(cm)；若 $\overline{b}=4.03$cm，$\overline{\Delta b}=0.002$cm，应写为 $b=4.03\pm 0.01$(cm)。②相对误差 $E\leqslant 1\%$时，取一位；$E>1\%$时，取两位，尾数也是只进不退。

2. 间接测量的误差计算 间接测量量是由直接测量量通过已知函数关系计算出来的，因此，间接测量的结果中都包含着直接测量的误差。

设 x,y,z 分别为直接测量量，N 是待测的间接测量量，它们之间的函数关系表示为 $N=f(x,y,z)$，则间接测量量的近真值为 $\overline{N}=f(\overline{x},\overline{y},\overline{z})$，其绝对误差和相对误差可由误差传递公式算出，见表 1-2-2。

表 1-2-2 间接测量的误差传递公式

类型	函数关系	绝对误差 $\overline{\Delta N}$	相对误差 $E=\overline{\Delta N}/\overline{N}$
1	$N=x+y+z$	$\overline{\Delta x}+\overline{\Delta y}+\overline{\Delta z}$	$(\overline{\Delta x}+\overline{\Delta y}+\overline{\Delta z})/(\overline{x}+\overline{y}+\overline{z})$
2	$N=x-y-z$	$\overline{\Delta x}+\overline{\Delta y}+\overline{\Delta z}$	$(\overline{\Delta x}+\overline{\Delta y}+\overline{\Delta z})/(\overline{x}-\overline{y}-\overline{z})$
3	$N=x\cdot y$	$\overline{x}\cdot\overline{\Delta y}+\overline{y}\cdot\overline{\Delta y}$ *	$\overline{\Delta x}/\overline{x}+\overline{\Delta y}/\overline{y}$
4	$N=x\cdot y\cdot z$	$\overline{x}\cdot\overline{y}\cdot\overline{\Delta z}+\overline{x}\cdot\overline{z}\cdot\overline{\Delta y}+\overline{y}\cdot\overline{z}\cdot\overline{\Delta x}$ *	$\overline{\Delta x}/\overline{x}+\overline{\Delta y}/\overline{y}+\overline{\Delta z}/\overline{z}$
5	$N=x/y$	$(\overline{x}\cdot\overline{\Delta y}+\overline{y}\cdot\overline{\Delta x})/\overline{x}^2$ *	$\overline{\Delta x}/\overline{x}+\overline{\Delta y}/\overline{y}$
6	$N=x^n$（n 为常数）	$n\cdot\overline{x}^{n-1}\cdot\overline{\Delta x}$ *	$n\cdot\overline{\Delta x}/\overline{x}$
7	$N=x^{\frac{1}{n}}$（n 为常数）	$(1/n)\cdot\overline{x}^{(1/n)-1}\cdot\overline{\Delta x}$ *	$(1/n)\cdot\overline{\Delta x}/\overline{x}$

注意：①有 * 项的绝对误差公式比较复杂，故一般先通过 $E=\overline{\Delta N}/\overline{N}$ 的关系计算该项误差值。表 1-2-2 相对误差的计算结果要转换成百分数来表示；②通过实际计算，可发现误差合成时，各分误差对总误差的贡献往往是不同的，故应注意提高与主要分误差相关的直接测量量的精度。

【例 2】 有一圆锥体，用最小分度为 1mm 的米尺测得高度 $h=10.30\pm 0.01$(cm)，圆锥体底面半径 $r=4.01\pm 0.01$(cm)，现根据体积公式 $V=\pi\cdot r^2h/3$ 算得圆锥体体积为 $\overline{V}=$

173(cm³),求间接测量量 V 的绝对误差和相对误差。

【解】 圆锥体体积 $V=\pi\cdot r^2h/3$,其中常数 π 和整数 3 都不是直接测量量,没有相对误差;根据表 1-2-2 第 6 项和第 3 项先求体积 V 的相对误差为:

$$E=\frac{\overline{\Delta V}}{\overline{V}}=2\frac{\overline{\Delta r}}{\overline{r}}+\frac{\overline{\Delta h}}{\overline{h}}=2\times\frac{0.01}{4.01}+\frac{0.01}{10.30}=0.6\%$$

显然 $\overline{\Delta r}/\overline{r}$ 是主要分误差,r 量的测量对最后结果的相对误差影响很大。

体积 V 的绝对误差:(直接利用已求出的相对误差计算)

$$\overline{\Delta V}=\overline{V}\cdot E=173\times 0.6\%=1(\text{cm}^3)$$

故体积 V 的最后测量结果应为:

$$V=173\pm 1(\text{cm}^3)\quad 或写成:V=(173\pm 1)\text{cm}^3$$

在例 2 中,求间接测量结果的误差顺序是先算相对误差,后算绝对误差。当函数式只有乘除运算时,按这样顺序计算较为方便。若函数式中只有加减运算,则先算绝对误差,再算相对误差较为方便。

应该指出:对系统误差,由于它使测量值总是系统性地偏大或偏小,故用上述多次重复测量来计算近真值及误差的方法得出的结果,一般不能反映系统误差对实验结果带来的影响。

3. 百分偏差 有些物理量有国际公认标准值,它们一般是在较完善、严格的实验室条件下,按国际确认的原理、方法,采用公认为先进、精密的仪器测量获得的结果。如果把我们测量该物理量 N 得到的近真值 $\overline{N}$ 与它的公认值量 $N_{公}$ 比较,即计算百分偏差之值,就能大致反映出本次实验的系统误差。百分偏差定义为:

$$B=\frac{\overline{N}-N_{公}}{N_{公}}\times 100\% \tag{1-2-5}$$

百分偏差 B 大于零,表示测量值系统性地偏大;反之,B 小于零则表示测量值系统性地偏小。百分偏差的有效数字位数的选取规定与相对误差 E 的相同(详见例 1 附注)。

三、有 效 数 字

1. 直接测量的有效数字 在物理实验中,由仪器获得的测量读数反映了被测物理量的大小,这是不言而喻的。与此同时,从读出的数字有多少位,我们还能大概了解到该次测量的精确程度。物理量的读数必须兼有表达这两方面信息的功能,方能称为正确的读数。

测量的读数是如何表示测量的精确程度的呢?例如长度测量,如果所用米尺的最小分度是 1mm,测量者根据刻度最多只能准确地读出到“mm”这一位数,然后再多估读一位,即估读到 0.1mm 量级。现假设某一物长的读数是“56.2mm”,这表明前面的 56 是准确数字,而最后的 2 是估计读出的,是不可靠的,是可疑数字。可疑数字虽然是近似的,但它在表达测量的准确程度上,有举足轻重的地位,不可不写。有效数字是由准确数字和可疑数字组成的。测量结果的可疑数字一般只取一位(特殊情况下也可取两位,这是由测量结果的不确定度来确定的)。数据 56.2 由两个准确数字和一个可疑数字组成,共有 3 位有效数字。

直接测量的有效数字的位数取决于被测量的大小和仪器的精确度(或仪器的最小分度)。只有一位可疑数字的有效数字,它的最后一位应该是出现绝对误差的首位位次。显然,有效数字位数越多,相对误差就越小。

记录测量数字时不能随意增减有效数字的位数。如果某长度恰好是 5.6cm,用精确度为 1mm 的米尺测量时，应记为 5.60cm。用精确度是 0.01mm 的螺旋测微计测量，应记为 5.6000cm。数据末尾的“0”在这里是有意义的，不能删去。

还应特别指出，有效数字的位数与十进制物理量的单位变换无关，即与小数点的位置无关。例如，3.050cm 可写为 0.03050m，依然只有 4 位有效数字，“3”前面的“0”不是有效数字。对于较小或较大的数值，为了便于识别有效数字的位数且易于记录，常用科学记数法——书写形式为 $\times10^{\pm n}$（n 为正整数）。例如，把 0.03050m 写成 3.050×10^{-2} m；若改换为 μm 单位时，可写为 3.050×10^{4} μm，而不可以写为 30500μm。“30500μm”有 5 位有效数字，它所代表的精确度是 3.050cm 的 10 倍。对于长度 $\bar{L}=5532$m，若它的相对误差 $E=0.6\%$，采用科学记数法得 $L=(5.53\pm0.04)\times10^{3}$m。

为了按有效数字记法正确读取并记录原始数据，在测量前必须弄清仪器的最小分度，才能确定读数中可疑数字的位置，通常是估读到仪器最小分度的十分之一量级。如某物理天平对 1g 以下的质量是靠移动横梁上的游码加入的。游码每向右移动一最小分格，就相当于右盘中加入 0.02g 的砝码，这个“等于 0.02g”的一小格，就是该天平的最小分度。在称衡时，如果游码调在第 $n+1$ 格的一半多一点（估计相当于 0.6 格）的位置上天平平衡，则该被称物体的质量就是：右盘中砝码的质量 M 加 0.02g×从零点算起游码移动的小格数，即 $M+0.02$g/格$\times(n+0.6)$格，而 0.6 格是在这次测量中估计读出的格数。

2. 间接测量的有效数字　间接测量的结果，牵涉到有效数字的运算问题。为了使测量结果能正确地反映测量的精确度，即不因函数计算而引起“误差”，同时能避免烦琐徒劳的运算，在进行计算时，应遵守两个基本原则和有效数字的运算法则。

两个基本原则为：①近真值 $\bar{N}$ 计算结果的数值只保留一位可疑数字；②近真值 $\bar{N}$ 的有效数字位数确定后，尾数的舍入按“小于五则舍、大于五则入、等于五则把尾数凑成偶数”的法则处理。例如，1.535 取三位有效数字为 1.54；12.405 取四位有效数字为 12.40；2.036 取二位有效数字为 2.0。

下面介绍有效数字的运算法则。

(1) 加减法：在加减运算中，各数之和或差所得结果的可疑位次，应以各数中最高可疑位次为准。在运算前，各数化简到末位比最高可疑位次多一位。（注：下面有一横线的数字表示可疑数字）

【例 3】　$13\underline{6}+24.4\underline{5}+2.46\underline{1}=13\underline{6}+24.4+2.5=16\underline{3}$（最高可疑位次是个位）

【例 4】　$145.\underline{2}-82.08\underline{1}-2\underline{0}=145.2-82.1-2\underline{0}=4\underline{3}$（最高可疑位次是个位）

(2) 乘除法：几个数相乘或相除时，最后结果的有效数字位数和各数中有效数字位数最少的相同。在运算前，各数的有效数字位数取到比有效数字位数最少的多一位。

【例 5】　$12.41\underline{6}\times1.8\underline{2}=12.42\times1.82=22.\underline{6}$

【例 6】　$524.9\underline{7}\div21\underline{5}=525.0\div215=2.4\underline{4}$

用计算器计算时可采用“抓两头放中间”的方法，即注重原始测量数据的读数和最后计算结果的有效数字位数的确定，运算过程中的数和中间结果都可适当多保留几位有效数字。

(3) 乘方、开方、三角函数等结果的有效数字，均与测量值的有效数字位数相同。

【例 7】　$\sqrt{39.\underline{2}}=6.2\underline{6}$

【例 8】　$7.\underline{6}^{2}=5\underline{8}$

(4) 在混合运算中，结果的有效数字位数有时要比按规定多保留一位。例如，在混合运算中含减法运算，使得有效数字位数减少很多时，可考虑多保留一位。

【例 9】 $\dfrac{(11.3\underline{7}-10.5\underline{2})\times 27\underline{5}}{11.3\underline{7}}=\dfrac{0.8\underline{5}\times 27\underline{5}}{11.\underline{4}}=\dfrac{234}{11.\underline{4}}=20.5$

(5) 参与运算的常数(π、e……等)的有效数字的位数，通常取为与各量中有效数字位数最少的相同。准确数(如 $V=4\pi R^3/3$ 中的 4/3)和指定数(如测单摆振动周期 100 次的时间来计算周期时，100 就是指定数)的位数不影响结果的有效数字位数。

按照上述法则定出的有效数字，最后结果还要由出现绝对误差的首位位次决定。只要遵守两个基本原则和有效数字的运算法则，一般都能满足由绝对误差确定的有效数字位数的要求，少数例外者待算出误差后再稍加修正即可。

我们再用下面的例子说明一个物理实验从表格设计、数据记录、误差计算到报告结果的基本格式和要求。

【例 10】 用单摆测定重力加速度 g，实验中对单摆摆长 L 和周期 T 的测定各 3 次，其值见表 1-2-3。求 g 的值及其相对误差和绝对误差，并写出测量值的标准式(这里间接测量量 g 的近真值 $\overline{g}$、绝对误差 $\overline{\Delta g}$、相对误差的计算都是有效数字的运算问题)。

表 1-2-3 单摆的测量(游标卡尺:编号 012 精确度 0.01cm)

次数	L(cm)	ΔL(cm)	T(s)	ΔT(s)
1	100.39	0.02	2.014	0.003
2	100.36	0.01	2.009	0.002
3	100.35	0.02	2.010	0.001
平均值	100.37	0.02	2.011	0.002

注:直接测量量的近真值和绝对误差直接填入表中，不必另列计算;以下计算必须依次列出公式及有效数字算式

由公式 $T=2\pi\sqrt{L/g}$ 得:

$$\overline{g}=4\pi^2\frac{\overline{L}}{\overline{T}^2}=4\times 3.142^2\times\frac{100.37}{(2.011)^2}=980.1(\text{cm/s}^2)$$

由表 1-2-2 中第 5 式、6 式，可求得重力加速度的平均相对误差为:

$$E=\frac{\overline{\Delta g}}{\overline{g}}=\frac{\overline{\Delta L}}{\overline{L}}+2\frac{\overline{\Delta T}}{\overline{T}}=\frac{0.02}{100.37}+2\times\frac{0.002}{2.011}=0.3\%$$

平均绝对误差:

$$\overline{\Delta g}=E\cdot\overline{g}=0.3\%\times 980.1=3(\text{cm/s}^2)$$

实验结果是 $g=\overline{g}\pm\overline{\Delta g}=980\pm 3(\text{cm/s}^2)$，或写成:

$$g=\overline{g}\pm\overline{\Delta g}=(980\pm 3)\text{cm/s}^2$$

在以上计算过程中，应注意区别直接测量量和常数，计算结果要按照有效数字的有关规定选留数字。本例根据有效数字运算法则，$\overline{g}$ 值原应有 4 位有效数字，但通过误差计算，$\overline{\Delta g}$绝对误差在个位出现，故结果 $\overline{g}$ 的可疑数字位次应在个位与$\overline{\Delta g}$取齐。

四、实验数据的图示法

在坐标纸上标出测量的数据，形成一系列的数据点，再把数据点光滑连成表示物理量间相互关系的清晰图像，这种用几何图形表示实验数据的方法就是图示法。作图所得曲线称为实验曲线，如图 1-2-1 所示。

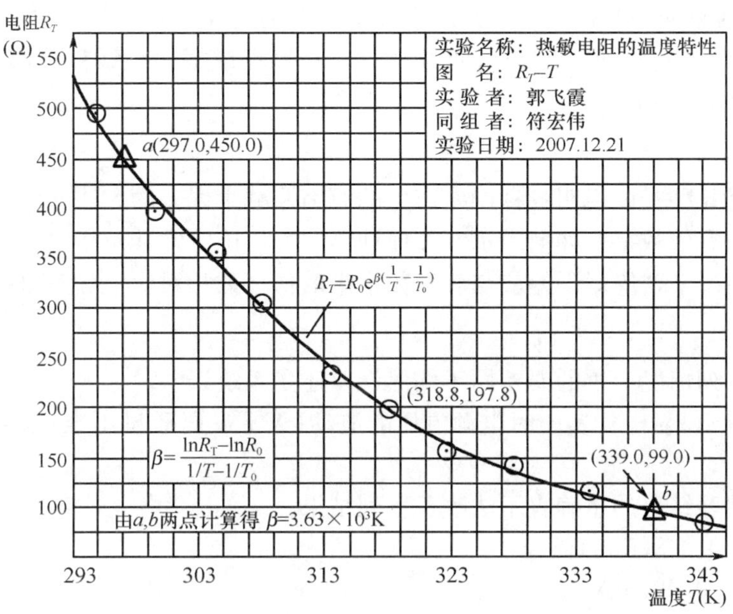

图 1-2-1 热敏电阻 $R_T=R_0e^{\beta\left(\frac{1}{T}-\frac{1}{T_0}\right)}$ 的温度特性

(图中"⊙"为实验数据点；"△"点的数据用于计算该函数关系中的常数 β)

图示法的优点是简明直观，便于比较，易显示数据的极值点、转折点、周期性等；用内插法可以直接读出没有进行观测的对应于某 x 的 y 值；在一定条件下用外插法也可以从图线的延伸部分读到测量数据范围以外的点。图示法是物理实验常用的数据表示法，在医学科学研究中使用也很广泛。采用图示法应注意下列几点。

1. 选择适当的坐标纸 如直角坐标纸、对数坐标纸、半对数坐标纸等。坐标纸的大小应根据测得数据的有效数字和结果的需要来确定(具体方法详见项 3)。

2. 确定坐标轴 以横轴代表自变量，纵轴代表因变量，并在轴的末端注明轴的名称及单位。

3. 确定合理的分度值 分度值是指坐标轴上每格所表示的物理量数值，即标度。要注意几点：①要使所画的图线不偏于一边或一角，并使全部数据都能在图纸上表示出来。坐标的起点不一定从"0"开始，横轴与纵轴可以选取不同的比例分度。②要使实验数据中的有效数字都能标出，即原则上图纸的最小分度(格)对应于数据中最后一位可靠数字。③为便于利用坐标纸从图上直接读数，通常都选用 1、2、5 或这些数与"10"的乘积因子作标度单位标于数轴上。

4. 标"点" 一对数据(x,y)对应于图上的一个"点"，这些"点"都要用符号在坐标上清晰而准确地标出。常用的符号有"×"、"⊙"、"⊕"、"⊗"、"▼"等，符号中心与实验点对应。曲线作好后，这些符号不允许抹去，它起着保存原始数据的作用，以便复核。不是同一曲线，不要使用相同的符号。

5. 连线 用直尺、曲线板等仪器，根据不同情况，把点连成直线或光滑曲线。连成的曲线并不一定通过所有的点，而是要求在平滑过渡的前提下尽可能贴近测量点，并使图线两旁的偏差点有较均匀地分布。

6. 图名 在图的上方或下方用正楷写出。

7. 利用曲线求未知物理量 未知的物理量可以是图线上的一个点的位置坐标,也可以是根据图线的形状、走势而找出的周期、极值点、临界点或根据图线计算出的某些常数等,均可在图名下附加说明。

【思考题】

(1) 误差有几种?试说明各种误差产生的原因及减少误差的方法。

(2) 什么叫有效数字?如何表示?如何计算?如何确定常数及指定数的有效数字?

(3) 一般情况下,"绝对误差应与有效数字中的估计数相对应"该怎样理解?

【练习题】

(1) 判断下列情况产生的误差属于偶然误差还是系统误差。

米尺受热膨胀;做电学实验时电源电压的波动;天平砝码质量不准;水银温度计毛细管不均匀。

(2) 请按实验结果的正确表示法改正下列结果。

1) 16.35±0.068(mm)

2) 29.525±0.02(mA)

3) 0.07328±0.0003(m)

(3) 指出下列各数据有几位有效数字。

8.64g(位)   200.0(位)

0.050cm(位)   5.300cm(位)

1.00cm(位)

(4) 按照有效数字运算法则计算(**要求写出中间运算过程**)。

$$Y=\frac{8.0427}{6.038-6.34}+30.9$$

(5) 写出下列两个结果的绝对误差和相对误差,并比较两个结果哪个测量更精细些。

1) $L_1=54.98\pm0.02$(cm)

2) $L_2=0.0098\pm0.0002$(cm)

(6) 用螺旋测微计测圆柱体的高和直径,结果列于表1-2-4。试计算:①圆柱体高和直径的平均值、平均相对误差、平均绝对误差;②圆柱体体积的平均值、平均相对误差,平均绝对误差,最后写出体积测量结果的标准式。(提示:圆柱体的体积是间接测量量,故其误差应通过误差传递公式求出,做法可参考例2。)

表1-2-4 用螺旋测微计测圆柱体

次数	圆柱体直径		圆柱体高	
	d(mm)	Δd(mm)	h(mm)	Δh(mm)
1	2.823		13.671	
2	2.825		13.674	
3	2.824		13.672	
4	2.825		13.673	
平均值				
相对误差	$E_{直径}=\frac{\overline{\Delta d}}{\overline{d}}=$		$E_{高度}=\frac{\overline{\Delta h}}{\overline{h}}=$	

$d=\overline{d}\pm\overline{\Delta d}=$

$h=\overline{h}\pm\overline{\Delta h}=$

$\overline{V}=\pi\left(\frac{\overline{d}}{2}\right)^2\times\overline{h}=$

$E=\overline{\Delta V}/\overline{V}=$

（请参照表 1-2-2 给出的误差传递公式求相对误差 E，并用百分数表示，须写出具体计算过程。）

$\overline{\Delta V}=E\cdot\overline{V}=$

$V=\overline{V}\pm\overline{\Delta V}=$

（田晓明）

第二章 基本实验操作及常用仪器使用

实验 2-1 基本量度

【实验目的】

(1) 了解游标尺、物理天平、比重计的构造原理,并掌握这些仪器的使用方法。

(2) 在掌握有效数字的概念及其运算方法的基础上,正确计算实验误差。

【实验器材】

游标卡尺、物理天平(附砝码)、比重计、比轻计、金属圆筒、乙醇及硫酸铜溶液。

【实验原理】

1. 长度测量 长度是一个基本物理量,许多其他的物理量也常常化为长度量进行测量,故许多测量仪器的长度或角度等读数部分常常用米尺刻度或根据游标等原理制成。因此掌握这些仪器的使用方法和读数规则是很重要的。

(1) 米尺:米尺的最小分度值为 1mm。因此,用米尺测量长度时,可以准确到毫米这一位,而毫米以下的估计位则需凭视力估计。

使用米尺时应注意以下几点:①米尺两端常在使用时磨损,所以测量时往往不用它的两端作为测量的起点和终点。②米尺的刻度粗细可能不均匀,所以测量时可用不同的起点进行多次测量。③读数时应避免视差,所以测量时应使视线垂直于刻度,并且要尽可能把待测物体贴紧米尺的刻度线。④读数时应估计到 0.1mm。

(2) 游标卡尺:在毫米直尺上,附加一个可沿直尺滑动的分度尺,就构成游标卡尺。其中的直尺称为主尺,而滑尺称为游标或副尺。这种尺的精度比普通米尺的高。游标卡尺的结构如图 2-1-1 所示。M 为主尺,上有毫米分度,它与钳口 A、E 相连。D 为滑套,紧邻主尺的一侧刻有分度,这就是游标。它与钳口 B、F 及尾杆 T 是连在一起的。当钳口 A 和 B、F 和 E 互相靠紧时,游标上的零线跟主尺的零线相重合,尾杆 T 的尖端也跟主尺末端对齐。用钳口 A、B 可量物体长度和外径,钳口 E、F 可量物体的内径,尾杆 T 可量物体内孔的深度。

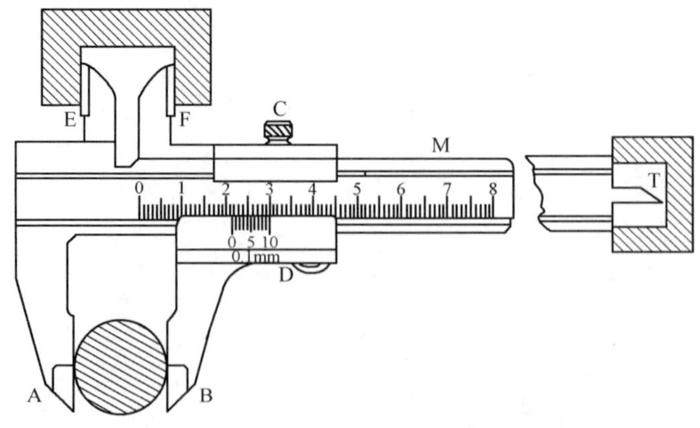

图 2-1-1 游标卡尺

游标卡尺有多种，一般按精确度可分为三类(0.1mm、0.05mm、0.02mm)。下面以精确度为 0.1 mm 的游标卡尺为例来推导游标卡尺的精确度公式。该卡尺的游标上共刻有 10 个分格，这 10 个分格的总长恰好等于主尺上 9 个最小分格的总长，如图 2-1-2 所示。

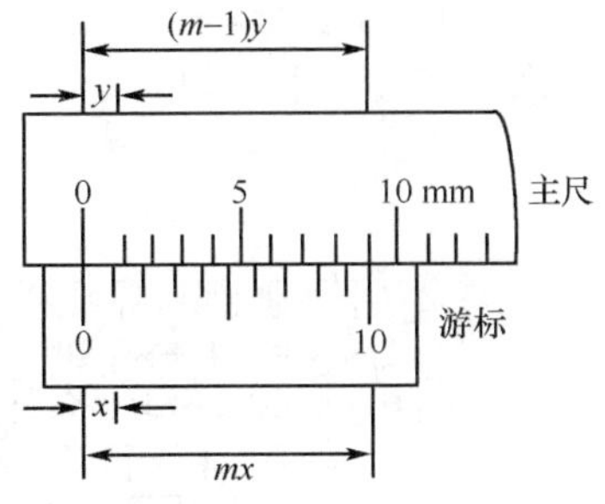

图 2-1-2 主尺与游标的关系(精确度为 0.1 mm)

如果以 x,y 分别表示游标与主尺上每一分格的长度，以 m 表示游标的分格数，则游标上 m 个分格的总长度与主尺上$(m-1)$个分格的总长度相等。

因此有 $mx=(m-1)y$，由此可推导出主尺与游标上每个分格之差为 $\delta=y-x=\frac{y}{m}$，δ 称为游标卡尺的精确度。在一般情况下，主尺上的最小分度 $y=1\text{mm}$，则上述公式可简化为：

$$\delta=\frac{1}{m}\text{mm} \tag{2-1-1}$$

根据式(2-1-1)，可以算出所有游标卡尺的精确度并设计新游标。例如，图 2-1-2 所示的游标卡尺，其精确度 $\delta=\frac{1}{m}=\frac{1}{10}=0.1\text{mm}$。

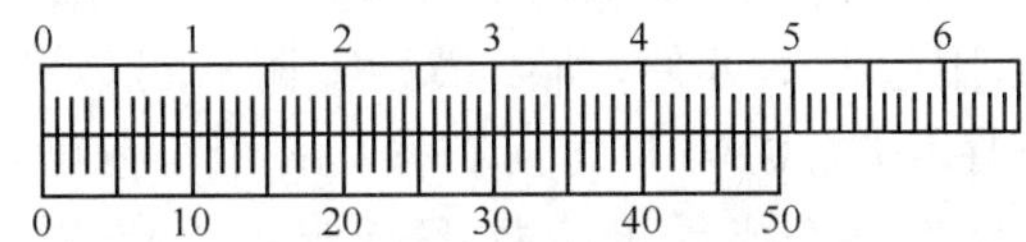

图 2-1-3 主尺与游标的关系(精确度为 0.02mm)

依此类推，如有另一种较精确的游标卡尺，其游标上刻有 50 个分度，其总长等于主尺上 49 个最小分度的总长，则其精确度 $\delta=\frac{1}{m}=\frac{1}{50}=0.02\text{mm}$，如图 2-1-3 所示。

下面以精确度为 0.02mm 的游标卡尺为例，说明用游标卡尺测量长度的方法。

设待测物体的长度为 L，测量时，物长 L 等于主尺零刻度和游标零刻度之间的距离，如图 2-1-4 所示。若游标的零刻度落在主尺第 i 个和第 $i+1$ 个最小刻度之间，则物体的长度为：

$$L=iy+\Delta L$$

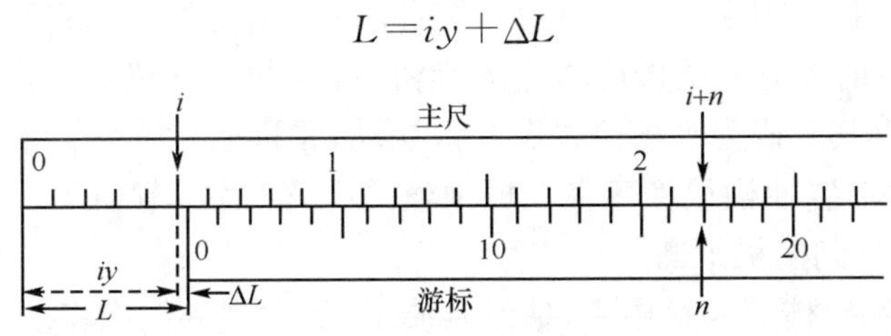

图 2-1-4 游标卡尺测量原理

读数时，先将两尺零刻度之间的主尺整刻度数读出，即 iy，然后再将主尺第 i 个刻度与游标零刻度之间的距离，即 ΔL 读出，两者之和即物长。

iy 可轻易从主尺上读出，而 ΔL 则需靠游标测定。由于游标的分度与主尺的分度不同，故在游标上必可找到一特定刻线 n，其恰与主尺上的某一刻线重合或最相接近。由图 2-1-4 可以看出，$\Delta L=ny-nx=n(y-x)$，故物体总长为：

$$L=iy+\Delta L=iy+n\delta \tag{2-1-2}$$

式(2-1-2)表明，物体的长度等于两尺零线之间主尺的整刻度数，加上游标的精确度乘以游标上的与主尺某一刻度相对齐(或最接近)的刻度数。

如图 2-1-4 中,已知 $y=1\text{mm}$,$\delta=0.02\text{mm}$,$i=5$,$n=17$,故物体的长度为:

$$L=5\times1\text{mm}+17\times0.02\text{mm}=5.34\text{mm}$$

2. 质量的测定 在实验室中,通常用天平来测量物体的质量。

天平是利用等臂杠杆的原理制成的,天平有多种,常用的有分析天平、物理天平、托盘天平等。

物理天平的构造如图 2-1-5 所示,横梁(BB′)的中点和两端共有三个刀口:主刀口 a(刀口朝下),两侧刀口 b 和 b′(刀口朝上)。

主刀口 a 作为横梁的支点,只在判断平衡时才被支起;两侧刀口 b 和 b′用于悬挂称盘 P 和 P′。主刀口 a 是决定天平灵敏度的关键部位,应尽量减少其磨损。

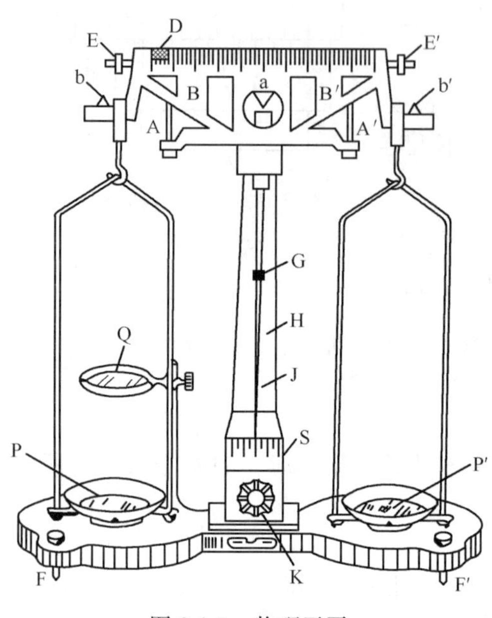

图 2-1-5 物理天平

每架天平都配有一套砝码,本实验所用的天平最大称量为 500g。因 1g 以下的砝码太小,用起来不方便,所以横梁上附有可以移动的游码 D。游码 D 每向右移动一个小分度,就相当于在右盘中加入 0.02g 的砝码。横梁下部装有平衡指针 J,立柱 H 上装有标尺 S。根据指针在标尺 S 上的读数来判断天平是否平衡。底板左面装有托架 Q,是为了便利某些实验而设置的。

物理天平的操作步骤如下。

(1) 调节水平螺钉 F 和 F′,使天平的底座保持水平。可利用天平底座后部的水准气泡来判断底座是否水平,水平时,水准气泡应位于中央。

(2) 调节横梁平衡:①用镊子将游码 D 移到左端零刻度处。②将称盘按编号吊挂在两端刀口之上。③沿顺时针方向缓慢旋转止动旋钮 K,支起天平横梁。观察横梁指针 J 是否指向标尺 S 中线或以其中线为平衡位置做等幅摆动,是即表示平衡;否,则必须先将止动旋钮 K 沿逆时针方向旋转,使横梁稳落在三根顶丝之上,然后调节横梁两侧的平衡螺母 E 和 E′。重复以上操作,直到横梁平衡。

(3) 称衡:将待测物体放左盘中央,估计其质量,从大到小依次将砝码放入右盘中央,支起横梁,观察天平是否平衡;如不平衡,须止动横梁,判断应该加、减砝码或移动游码,直至横梁平衡。记下砝码和游码的读数,根据“左边=右边+游码”,算出待测物的质量 m。

3. 物质密度的测量 若物体的质量为 m,体积为 V,则其密度为:

$$\rho=\frac{m}{V} \tag{2-1-3}$$

只要测定 m 及 V,便可由式(2-1-3)得出 ρ 。

测定液体密度还可利用比重计。测量时,把比重计放进待测液体中,静止后液面指示的标尺读数即为该液体的密度,如图 2-1-6 所示。比重计有两种:一种是用来测量密度小于 1g/cm^3 的液体的密度,称比轻计;另一种用来测量密度大于 1g/cm^3 的液体的密度,称比重计；比重（轻）计的刻度分布如图 2-1-7 所示。

当比重计浸于液体中时，它受到重力 G 及液体对它的浮力 F 的作用。如果比重计的质量为 $m_{比}$，则平衡时有：

$$G=m_{比}g=F \tag{2-1-4}$$

根据阿基米德原理，物体在液体中所受的浮力等于它所排开液体的重量，即：

$$F=V\rho_{液}g \tag{2-1-5}$$

$\rho_{液}$ 是液体的密度，V 是被比重计排开的液体的体积，也是比重计浸在液体部分的体积。由式(2-1-4)和式(2-1-5)可得：

$$\rho_{液}=\frac{m_{比}}{V} \tag{2-1-6}$$

式(2-1-6)表明，当比重计的质量 $m_{比}$ 一定时，V 的变化反映了液体密度的变化，比重计就是根据这一原理制成的。

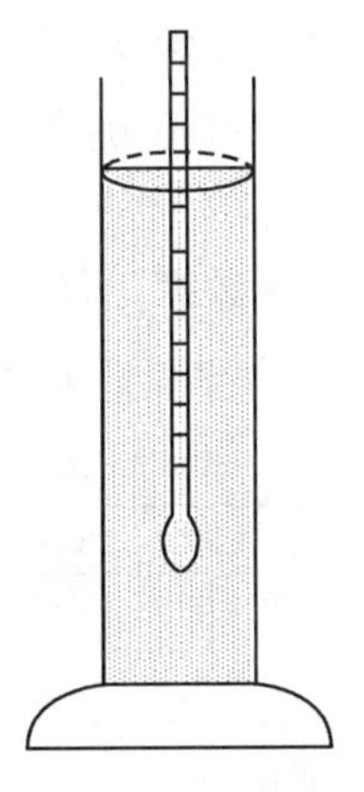

图 2-1-6 比重计测液体密度

【实验内容与步骤】

(1) 校正游标卡尺的零点，使钳口 A、B 合拢。检查游标的“0”线与主尺的“0”线是否重合，若不重合时记下游标的零点读数 L_0，$L_0>0$ 取正值，$L_0<0$ 取负值。待测量 $L=L_1-L_0$，L_1 为未做零点修正前待测量的读数值。

(2) 用游标尺分别测量空心圆筒的外径 D、内径 d 和高 h 各三次。

(3) 用天平称量空心圆筒的质量 m 三次。

(4) 用比轻计和比重计分别测量乙醇和硫酸铜溶液的密度。读数时应注意视线与液面对齐。

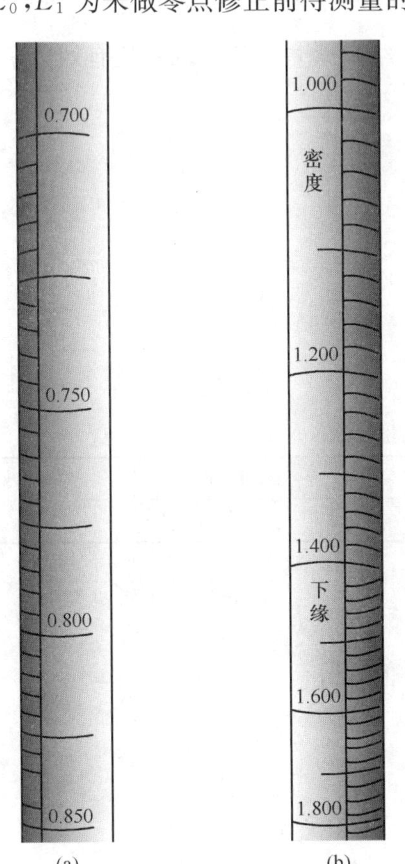

图 2-1-7 比重（轻）计刻度

(a) 比轻计；(b) 比重计

【注意事项】

(1) 用游标卡尺测量物体的长度时，应避免在物体的同一部位进行多次测量。

(2) 天平的负载量不得超过其最大称量(500g)，以免损坏刀口。

(3) 为了避免刀口 a 受到冲击或过多的磨损，在取放物体、砝码以及不使用天平时，务必将天平止动：即调节 K 降下刀垫，使横梁落在托梁上，由三个顶丝托稳。天平启、止动时动作要轻，注意不要让横梁的摆幅超过标尺 S 的刻线范围。

(4) 砝码不得用手直接拿取，只准用镊子夹取砝码或移动游码。

(5) 天平的各部分以及砝码都要防锈、防蚀。高温物体、液体及带腐蚀性的化学药品不得直接放在称盘内称衡。

(6) 每次称衡完毕，必须将 K 逆时针旋转，放下横梁。全部称完后须将称盘摘离刀口。

(7) 用比轻计和比重计测量溶液密度，读数时应注意视线与溶液的凹(凸)面齐平。

【思考题】

(1) 精确度 0.05mm 的游标卡尺，其游标怎样分度？请绘简图表示之。

(2) 用本实验中的游标尺、比重计和天平测量时，有效数字可取到那一位？

【数据记录与处理】

见表 2-1-1，表 2-1-2。

表 2-1-1 金属圆筒密度的测量(游标卡尺：零点________精确度________)

次数	D(mm)	ΔD(mm)	d(mm)	Δd(mm)	h(mm)	Δh(mm)	m(g)	Δm(g)
1								
2								
3								
平均值								
相对误差								

(1) 金属圆筒的体积。

$\overline{V}=\pi(\overline{D}+\overline{d})(\overline{D}-\overline{d})\overline{h}/4=$ (注意有效数字的位数)

$E_V=\dfrac{\overline{\Delta D}+\overline{\Delta d}}{\overline{D}+\overline{d}}+\dfrac{\overline{\Delta D}+\overline{\Delta d}}{\overline{D}-\overline{d}}+\dfrac{\overline{\Delta h}}{\overline{h}}=$ (相对误差一般用百分数来表示)

$\overline{\Delta V}=\overline{V}\cdot E_V=$ (绝对误差一般只取一位有效数字)

$V=\overline{V}\pm\overline{\Delta V}=$

(2) 金属圆筒的密度。

$\overline{\rho}=\dfrac{\overline{m}}{\overline{V}}=$

$E_\rho=\dfrac{\overline{\Delta\rho}}{\overline{\rho}}=\dfrac{\overline{\Delta m}}{\overline{m}}+\dfrac{\overline{\Delta V}}{\overline{V}}=$

$\overline{\Delta\rho}=\overline{\rho}\cdot E_\rho=$

$\rho=\overline{\rho}\pm\overline{\Delta\rho}=$

表 2-1-2 液体密度的测量(只需测量一次)

	乙醇溶液(g/cm^3)	硫酸铜(g/cm^3)
密度		

(陈鸿鹏)

实验 2-2 万用表的使用

【实验目的】

(1) 了解万用表的原理结构。

(2) 掌握万用表的正确使用方法。

【实验器材】

VC3010 型万用表一个、交直流低压电源、测试板、导线。

【实验原理】

万用表有很多用途，它可以测量直流电流、交直流电压、电阻、高频电平。比较高级的万用表还可以测量交流电流、电感、电容、半导体三极管的穿透电流及直流电流的放大倍数等参数。由于其用途广泛，故得其“万用表”之美称。

万用表在结构上是一个公共的磁电系电流表（表头），用一定数量的合适电阻、半导体二极管，组成各种不同用途的电路，通过转换开关可选择不同的测量项目及量程。

万用表的种类很多，但原理和使用方法基本上是一样的。现以 VC3010 型万用表为例，如图 2-2-1 所示，将万用表的各部分的原理结构及使用方法分述如下。

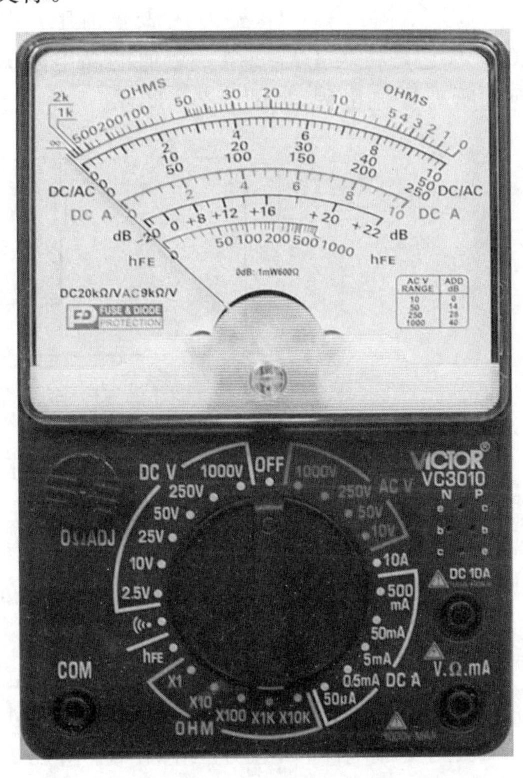

图 2-2-1　VC3010 型万用表

1. 直流电流的测量

（1）原理：万用表的表头是一个高灵敏的动圈式直流电流计，表头只能通过微小的电流，为了使它能够适应于较大电流的测量，必须把表头与一个适当低电阻 R_s 并联。

设表头内阻为 R_g，表头指针偏转到最大刻度的电流为 I_g，要使能测量的最大电流为 I，则由分流原理可知与表头并联的电阻 R_s 为：

$$R_S=\frac{I_g}{I-I_g}\cdot R_g$$

很明显，I 越大，则 R_s 越小。

（2）结构：VC3010 型万用表直流电流挡的测量范围是 0－50μA－0.5mA－5mA－50mA－500mA，共有五个量程，即是将表头与一组一定值的低电阻 R_1、R_2、R_3、R_4、R_5 并联所构成，如图 2-2-2 所示。量程为 50μA 时 $R_1+R_2+\cdots+R_5$ 为 R_s；量程为 0.5mA 时，$R_1+R_2+\cdots+R_4$ 为 R_s。以此类推，转动开关 K 即可变换到所选量程。

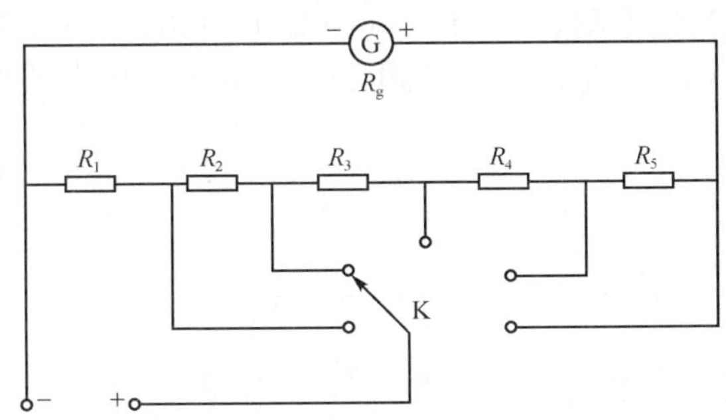

图 2-2-2　多量程直流电流挡原理图

（3）使用方法：①测量时应先估计被测电流的大约值，然后将转换开关拨到“DC A”范围下的适当量程。②将电流表串接于待测电路中，注意红表笔（＋）接电流流入点，黑表笔（－）接电流流出点。③读数时看表盘面第二条刻度。根据量程读出表针所指的数值。例如，转换开关拨到 0.5mA，则表头指针满刻度为 0.500mA；若指针在 30 刻度处，则电流为 0.300mA。若转换开关拨到 50mA，则表头指针满刻度为 50.0mA；若指针在 30 刻度处，则电流为 30.0mA。依此类推。

2. 直流电压的测量

(1) 原理:将上述表头与适当的高阻 R_m 相串联,就可构成直流电压表。若要能测量的最高电压为 U,则由分压原理可知,串联电阻 R_m 为:

$$R_m = U/I - R_g$$

(2) 结构:VC3010 型万用表直流电压挡的测量范围为 0—2.5—10—25—50—250—1000V,它是将表头与一组一定值的高电阻 R_6、R_7、R_8、R_9、R_{10}、R_{11} 相串联,转动 K 即可变换到所需要之量程,如图 2-2-3 所示。

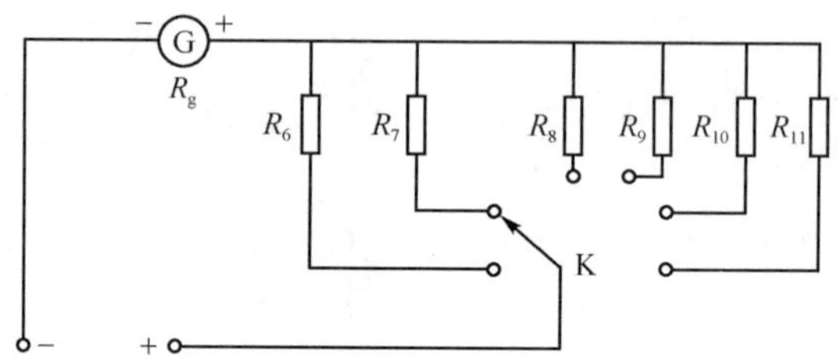

图 2-2-3 多量程直流电压挡原理图

(3) 使用方法:①测量时先估计被测电压的大约值,然后将转换开关拨到"DC V"范围下适当的量程。②将电表并联在被测电路上,注意红表笔(+)接高电位端,黑表笔(−)接低电位端。③读数时看第二条刻度,根据量程读出表针所指数值。例如,转换开关拨到 10V 挡,则指针满刻度时电压为 10.00V,若指针在 6 刻度处则被测电压是 6.00V。以此类推。

3. 交流电压的测量

(1)原理:交流电压表与直流电压表的电路基本相同,不同的地方只是增加了与表头串联的二极管 D_1 和与表头并联的二极管 D_2,其基本电路如图 2-2-4 所示。

被测交流电压 V,经分压电阻 R_m 降压之后,加在 A、B 两点上,二极管 D_1、D_2 均具有单向导电的性质,在交流电压正半周时(A 为高电势,B 为低电势),D_1 导通,D_2 不导通,此时有电流流过表头;在负半周时,D_2 导通,D_1 不导通,因而没有电流流过表头。所以虽然被测电压是交流电压,但通过表头的却是单一方向的电流,使指针所偏转的角度基本上与被测交流电压 V 成正比关系,从而测出被测电压值。

接入 D_2 是为保护 D_1 的,如果没有 D_2,在负半周时,加在 D_1 上的反向电压几乎等于被测量电压的幅值,会使 D_1 击穿。

(2) 结构:VC3010 型万用表的交流电压测量范围是 0—10—50—250—1000V,四个高电阻 R_{12}、R_{13}、R_{14}、R_{15} 分别是 10V、50V、250V、1000V 挡的串联电阻。转动转换开关 K 便可变换到所需的量程,如图 2-2-5 所示。

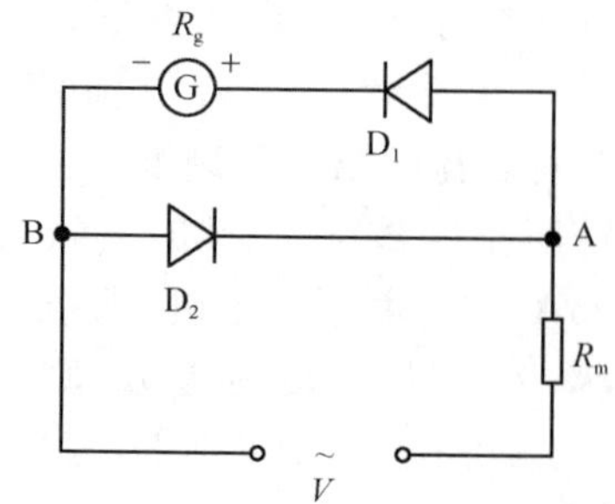

图 2-2-4 测交流电压示意图

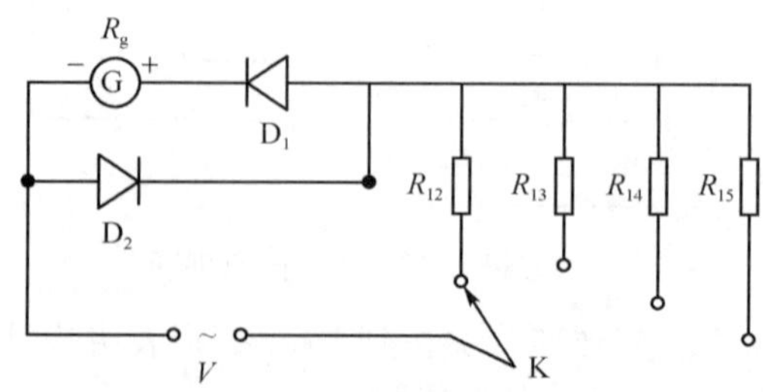

图 2-2-5 多量程交流电压挡原理图

（3）使用方法：①先估计被测电压的大约值，然后拨到“AC V”下选择适当的量程。②将电表并联在被测电路上。③读数应看第二排刻度线。

4. 电阻的测量

（1）原理：将表头与大小适当的电阻 R 和电池 E 串联起来，再加一个可变电阻 R' 与表头串联，就构成一个简单的欧姆表。如图 2-2-6 用欧姆表可测量未知的电阻 R_x 的阻值。在 A、B 两端接上被测电阻 R_x 电路闭合，通过表头的电流为：

$$I=\frac{E}{R+R_g+R'+R_x}$$

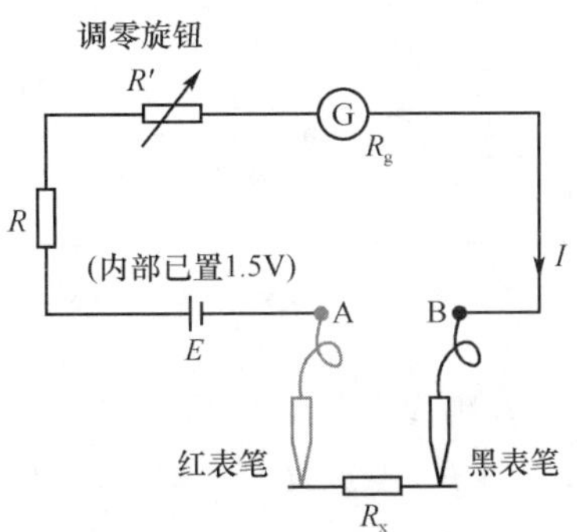

图 2-2-6　测电阻原理图

由此可见，I 将随 R_x 的变化而变化，只需将表盘刻度按阻值标值，表头指针偏转即指示 R_x 的大小。由于 R_x 与 I 的关系不是线性关系，所以欧姆表盘面的刻度不是均匀的。

当 $R_x=0$（即令 A、B 短接）时，I 最大，调 R' 应能保证指针满偏，指示电阻值为“0”；$R_x=\infty$（即令 A、B 断开）时，I 值为零，电流“0”刻度处即为被测电阻值为“∞”处。由此可见，对于电阻值的测量，欧姆表没有量程的限制问题。但是测量的准确程度却可因阻值大小不同而有很大的差异。例如，在表针偏转一半的附近，可读出三位有效数字，而在靠近“0”和“∞”附近读数，则只能读出一位有效数字。为此电表内设置了不同的中值电阻（当 $R_x=R+R_g+R'$ 时，$I=I_g/2$，即表针恰好偏转一半，称这时表内的电阻为中值电阻）。改变不同的中值电阻，即换挡用不同的 R，可适用于测量不同数量级的各种阻值（图 2-2-7）。欧姆表的挡级就是这样设置的。

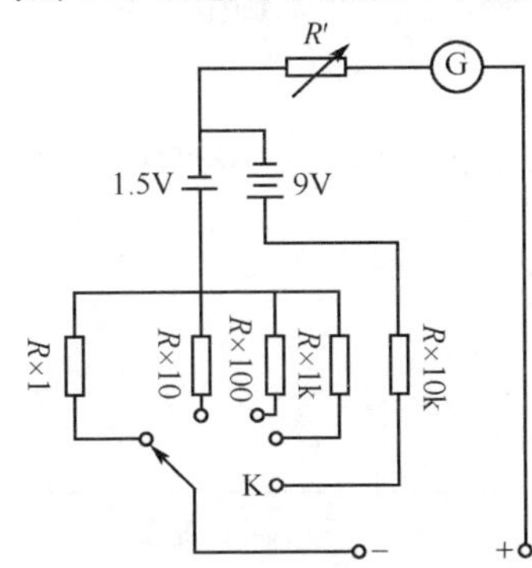

图 2-2-7　电阻挡电路图

（2）结构：VC3010 型万用表电阻的挡级有 $R\times1$、$R\times10$、$R\times100$、$R\times1k$ 和 $R\times10k$ 五种，其中 $R\times10k$ 挡要专用一个 9V 电池，如图 2-2-7 所示。由电源的方向可知，当电路接通时，电流仍从“＋”端流入，“－”端流出，即黑表笔接内部电源的正极。

（3）使用方法：①根据被测电阻选择适当挡级，使表针偏转到 Ω 刻度线中间附近指示，则读数较为准确。例如，测量 5.1kΩ 电阻，把转换开关拨到 $R\times100$ 挡，电表指示为 51，则读数比较清楚。如果拨到 $R\times1$ 挡，此时表针只扭转摆动一点点，电阻值到底多大难以准确读出；如果拨到 $R\times10k$ 挡，指针几乎指到“0”值，也难以准确读数。②零点调整。选定挡级后，将两表笔短路，调节调零旋钮（R'），使表针准确指在 Ω 刻度线的“0”上。③读数。以表面第一条刻度线读数。被测电阻＝表面读数×转换开关倍数。例如，表面读数为 30.0，转换开关指示倍数为 $R\times100$，则被测电阻值为 3.00×10^3 Ω 或表示为 3.00kΩ。

【实验内容与步骤】

1. 测量电阻　将转换开关拨到“OHM”范围下选择适当的挡位后调零。分别测量测试板上 R_1、R_2、R_3、R_4 的阻值，并记录测量结果。注意每次换挡位都应调零。

2. 测量电压

（1）测量交流电压：将转换开关拨到“AC V”范围下选择适当的量程，测量工作台上插

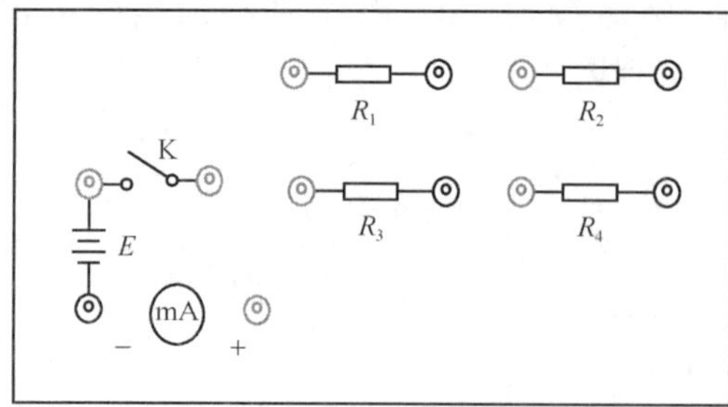

图 2-2-8　测试板

座的交流电压(约 220V),记录测量结果。

(2) 测量直流电压:将直流稳压电源调到6V,接到测试板(图 2-2-8)上所示"电源"位置,再与开关和电阻 R_1、R_2、R_3、R_4 串联,闭合开关 K,将万用表转换开关拨到"DC V"范围下适当的量程。测量 R_4 两端的直流电压,记录测量结果(注意:+、−端接法)。

3. 测量直流电流　在测试板上,仍然是电源(6V)、开关、电阻 R_1、R_2、R_3 和 R_4 串联。万用表转换开关拨到"DC A"范围下适当的量程,串联于测试板所示的 mA 位置,闭合 K,测量 R_1、R_2、R_3 和 R_4 串联后的直流电流,记录测量结果(注意:+、−端接法)。

【注意事项】

综上所述,万用表一表多用,使用方便,但同时又因为有多种选择而使初学者容易犯旋钮错位或所选量程太小等错误操作造成烧表现象,所以在测量时要特别注意以下问题。

(1) 正确选择测试项目。

(2) 选择合适的量程,若量程无法估计,则选择最大量程,然后根据测量结果逐渐减小量程到合适为止。

(3) 确定红、黑表笔的正确接法。

(4) 测量电阻一定要检查被测电阻是否已撤离电源及断开外电路。改变电阻挡的挡位一定要重新调零。

(5) 测量工作台上插座的交流电压(约 220V)时,一定要正确操作,避免触电或烧表。

【思考题】

(1) 测电流时,电流表如何接于待测电路中?测电压时,电压表如何接于待测电路中?

(2) 欧姆表为什么要设置不同的挡位?

【数据记录与处理】

见表 2-2-1～表 2-2-3。

表 2-2-1　测量电阻

测量量	挡位	表盘读数	测量值(Ω)
R_1			
R_2			
R_3			
R_4			

表 2-2-2　测量电压

测量量	量程(V)	最小分度	测量值(V)
高压交流电压(市电)			
R_4 两端直流电压(R_1、R_2、R_3 和 R_4串联)			

表 2-2-3　测量直流电流

测量量	量程	最小分度	测量值(mA)
R_1、R_2、R_3 和 R_4 串联电路的直流电流			

（陈英华）

实验 2-3　电子示波器的原理及使用

【实验目的】

(1) 了解电子示波器的原理。

(2) 初步学习用示波器对正弦波进行测量的方法。

【实验器材】

示波器、信号发生器、毫伏表、自然数方格纸、导线。

【实验原理】

电子示波器是一种可用于观察电压、电流变化情况，还可通过传感器或换能器，显示各种非电量的信号波形，如声、光、热、磁、力、振动、速度、冲击、压力、距离和化学反应等变化过程，并可进行测量的电子仪器，因而用途极广。

1. 亮点的形成、调节与控制　示波器各组成部分及相互关系如图 2-3-1 所示，其中示波管是亮点形成和波形显示的关键部件。示波管内抽成真空，其内部结构分为四个部分，如图 2-3-2 所示。

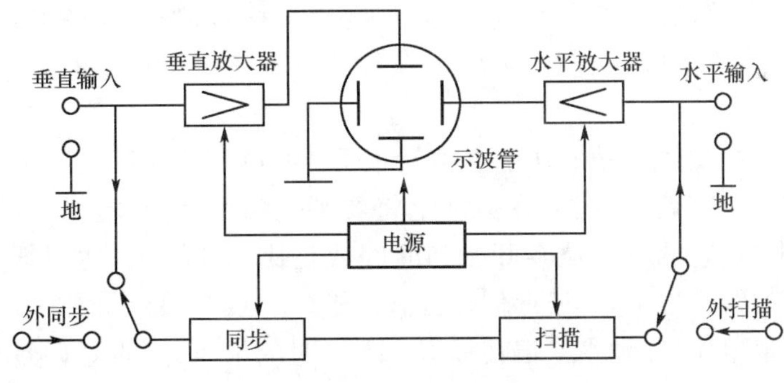

图 2-3-1　电子示波器原理方框图

(1) 荧光屏 S：屏内表面涂有荧光物层，在高速电子的轰击下，轰击的部位会发光，而且能在轰击停止之后仍维持一段短时间发光（余辉）。余辉时间与涂层的成分有关，如果被测信号的频率较低，则应选用余辉时间较长的示波管。

(2) 电子源：由灯丝 H、阴极 K、控制栅极 G 组成。阴极 K 经灯丝 H 加热可产生大量的热电子，通过（调节辉度旋钮）改变栅极负压的大小，可控制单位时间内轰击荧屏的电子数，从而调节光点的亮度。

(3) 聚焦部分：由阳极 A_1、A_2、A_3 组成。作用是对从栅极小孔射出的热电子进行加速和聚集，使其沿轴线方向汇聚成高速电子束流去轰击荧光屏形成光点，通过（调节聚焦旋钮）改变 A_1 的电压，可调节电子束到达荧光屏时的粗细，从而调节屏幕上所形成亮点的大小。

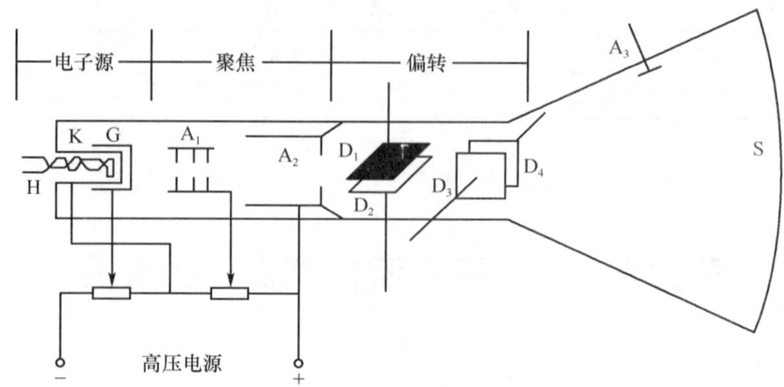

图 2-3-2 示波管内的结构

H:加热灯丝;K:阴极;G:控制栅极;A_1:聚焦阳极;A_2:加速阳极;A_3:辅助阳极;D_1、D_2:垂直偏转板;D_3、D_4:水平偏转板;S:荧光屏

(4) 偏转部分:由垂直偏转板 D_1、D_2 和水平偏转板 D_3、D_4 组成。通过在偏转板上加以一定的电压,就可以分别从两个互相垂直的方向控制电子束的偏转,并保证亮点沿 Y 轴和 X 轴的位移分别和两对偏转板之间的电压成正比。通过改变加在垂直和水平偏转板上的直流电压(分别调节 Y 轴位移旋钮和 X 轴位移旋钮),可以使显示的图形上下或左右移动。

2. 示波原理 示波器的基本用途是将被测电压信号随时间变化的关系在荧光屏上以图形的形式显示出来,以纵轴表示待测电压、横轴表示时间,其显示波形的原理如下。

如果仅仅把被测信号电压 u(如 $u=U_m\sin\omega t$)加到示波器的垂直偏转板上,则垂直偏转板 D_1 和 D_2 之间的电压将随待测电压的变化而变化,控制着电子束随之上下摆动,荧光屏上的亮点也相应上下移动。(若 $u=U_m\sin\omega t$,则亮点位移与时间的关系同样满足正弦关系。但由于视觉暂留和余辉效应,我们在荧屏上看到的将不是一个移动的亮点,而是一条垂直亮线。)

同理,如果仅仅把扫描信号加在水平偏转板 D_3 和 D_4 上时,荧光屏上的亮点将左右移动,由于视觉暂留和余辉效应,我们在荧屏上将看到一条水平亮线。示波器内部的扫描信号一般是锯齿波电压,它的电压从零开始与时间成正比例地增加,达到某一最大值后就突降为零,又周而复始线性增加,其波形似锯齿,如图 2-3-3(a)所示。图 2-3-3(b)所示为仅仅把锯齿波电压(扫描电压)加到水平偏转板 D_3、D_4 上时的情景:当垂直偏转板间电压为零而

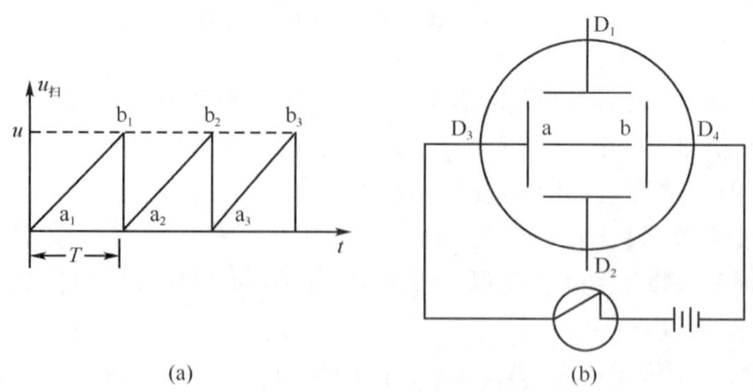

图 2-3-3 水平偏转板加锯齿波电压

水平偏转板之间的电压 $a_1 \rightarrow b_1$ 线性增加时，电子束受控从荧屏的 a → b 水平匀速移动（扫动），到达 b 点时，板间电压突降为零，则亮点即突跳回 a 点，重新开始 a → b 的匀速扫动，这一能使光点沿水平方向周而复始地匀速扫动的电压称为扫描电压。

示波器正常工作时，电子束同时受到以上两个分别沿垂直和水平方向电压的作用，屏幕上亮点的运动是上述垂直和水平两个方向上运动的合成。其合成过程可参考图 2-3-4。

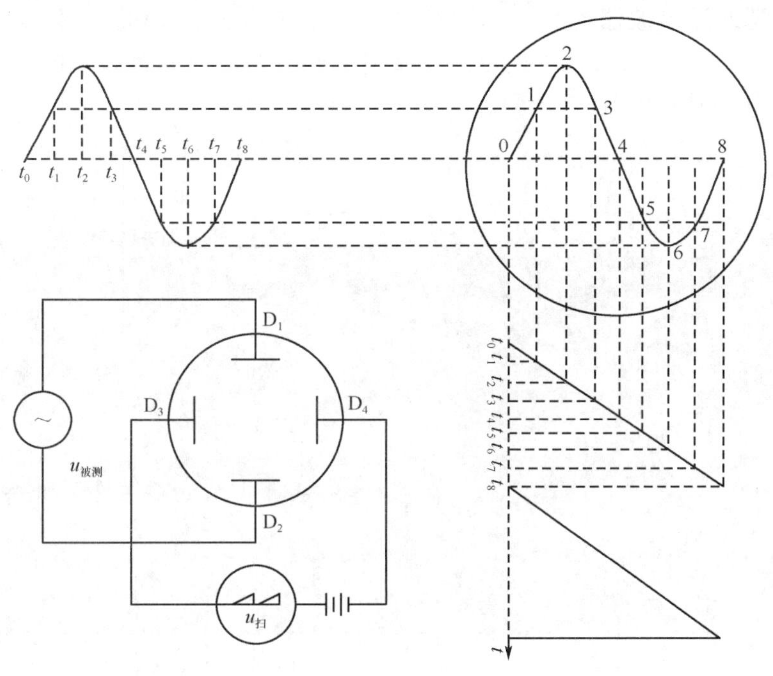

图 2-3-4　示波原理

当把被测电压和扫描电压分别加在垂直和水平偏转板上后，被测电压的波形是否就一定能在荧光屏上得到完整、稳定的显示呢？答案是“还不一定”。图 2-3-4 表示了一个完整波形的显示过程，可见这时被测电压和扫描电压的周期还必须满足 $T_{扫}=T_{被测}$ 的关系。以此类推，要显示两个完整的波形，则应令 $T_{扫}=2T_{被测}$，若要显示 n 个完整的波形，则应令扫描电压的周期等于被测电压周期的 n 倍。所以为了使被测电压的波形能完整、稳定地显示，这两个电压的频率必须保证严格的整数倍关系。示波器内所设置的同步或整步电路，其作用就是当被测信号频率发生任何微小变化时，电路能自动调整扫描信号频率，保证每次扫描都能使电子束的落点与上一次始点重合，这样才能得到完整而又稳定的波形。

为使波形能更稳定同步显示，示波器中一般都设置了“触发源选择开关”来选择同步触发信号，该开关功能及操作方法参见“4. V-212 型双踪示波器简介”中的相关内容。

3. 放大和衰减　为了能用示波器观测各种不同幅度和频率的信号，在示波器中还设置有放大和衰减电路。待测信号由探极接入 Y 轴输入端口后，按顺序经垂直衰减电路（VOLTS/DIV 或伏特/厘米，即 Y 轴灵敏度）进入放大器，然后加到垂直偏转板上，通过调节垂直衰减开关改变被检测信号幅值的大小，从而达到改变垂直放大器的输出电压，使图形按检测需要进行增幅。而 X 轴的水平扫描速率的选择开关（TIME/DIV 或时间/厘米）主要是用来按被测信号频率大小选择适当的扫描速率挡级，扫描速率表示光点在基轴方向移动单位长度所需要的时间。

放大器对待测信号的频率有一定的范围要求，过高或过低，放大器都不能实现正常放大。适当的衰减或放大可使幅度较高的信号电压和较微弱的信号电压，在荧光屏都能以合适的幅度和波长得以显示。

另外，"试验电压"是示波器特设用来校正本机放大器的灵敏度和用以观测的一种常见方波或正弦波电压校准信号。

4. V-212 型双踪示波器简介 不同型号示波器的基本原理和基本使用方法都大同小异。下面就以 V-212 型双踪示波器为例来介绍示波器的操作面板布置图和部分主要控制器的作用及使用方法(参照图 2-3-5)。

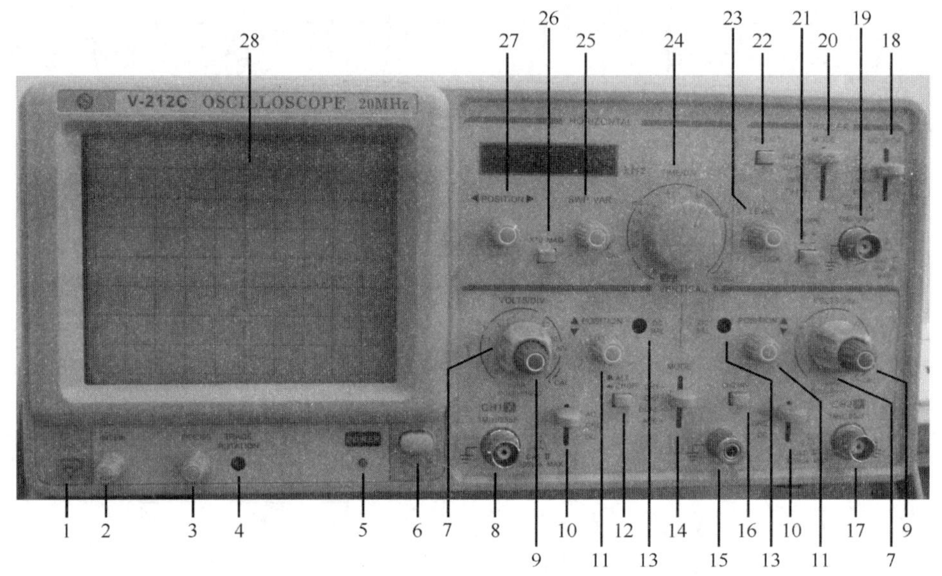

图 2-3-5 V-212 型双踪示波器面板示意图

1. 机校准信号输出端口；2. 辉度旋钮；3. 聚焦旋钮；4. 轨迹旋转电位器；5. 电源指示；6. 电源开关；7. 垂直衰减开关(*Y* 轴灵敏度)；8. CH1(X)输入；9. 垂直微调旋钮；10. AC-GND-DC 选择开关；11. 垂直位移旋钮；12. ALT/CHOP(交替/断续)按钮；13. 直流平衡调试；14. 垂直方式；15. 接地 GND；16. CH2 INV 按钮；17. CH2(Y)输入；18. 触发源选择开关；19. 外触发输入端子；20. 触发方式选择开关；21. 极性选择按钮；22. 触发交替选择按钮；23. 触发电平旋钮；24. 水平扫描速率开关；25. 水平微调旋钮；26. 扫描扩展按钮；27. 水平位移旋钮；28. 滤色片

(1) 机校准信号输出端口。

(2) 辉度旋钮：用于调节光点轨迹的明暗度。

(3) 聚焦旋钮：用于调节光点轨迹的清晰度。

(4) 轨迹旋转电位器：用于调整水平轨迹与刻度线平行。实验时请不要动该电位器，有问题找教师解决。

(5) 电源指示。

(6) 电源开关：此开关开启，电源指示 5 发光。

(7) 垂直衰减开关：用于调节垂直偏转灵敏度(又称作 *Y* 轴灵敏度)，*Y* 轴灵敏度从 5mV/DIV(5mV/cm)到 5V/DIV(5V/cm)分 10 挡。

(8) CH1(X)输入：信号输入端口 1，在 X-Y 模式下(参见水平扫描速率开关 24)作为 *X* 轴信号的输入端。

(9) 垂直微调旋钮：在用示波器测量信号大小时，该旋钮必须顺时针旋转到头(相当于无微调)。注意,该旋钮可拉出。若该旋钮未拉出,示波器的 Y 轴灵敏度就等于垂直衰减开关的指示值;若该旋钮被拉出,示波器的 Y 轴灵敏度等于垂直衰减开关的指示值乘以 5。

(10) AC-GND-DC 选择开关:选择垂直轴输入信号的输入方式。

AC:交流耦合。

GND:输入接地,相当于输入端无信号。

DC:直流耦合。

(11) 垂直位移旋钮:用于调节光点轨迹在屏幕上的垂直位置。

(12) ALT/CHOP(交替/断续)按钮:在双踪模式下(参见垂直方式 14),按下此按钮,两个通道的信号断续显示(通常用于扫描速率较慢的情况下),放开此按钮,两个通道的信号交替显示(通常用于扫描速率较快的情况下)。

(13) 直流平衡调试:实验时,请不要调节,有问题找教师解决。

(14) 垂直方式:用于选择示波器的工作模式。

CH1:CH1 通道输入的信号单独显示。

CH2:CH2 通道输入的信号单独显示。

DUAL:两个通道的信号同时显示(此即双踪模式)。

ADD:两个通道的信号相加后再显示。若按下 CH2 INV 按钮(参看 CH2 INV 按钮 16),显示的则是两个信号相减后的结果。

(15) 接地 GND:示波器机箱的接地端子。

(16) CH2 INV 按钮:此按钮按下时,CH2 输入的信号及其触发信号同时反向。

(17) CH2(Y)输入:信号输入端口 2,在 X-Y 模式下(参见水平扫描速率开关 24)作为 Y 轴信号的输入端。

(18) 触发源选择开关:选择触发源信号。

CH1:当垂直方式设定在 DUAL 或 ADD 状态时,选择通道 1 作为触发信号源。

CH2:当垂直方式设定在 DUAL 或 ADD 状态时,选择通道 2 作为触发信号源。

在上述两种情况下,若触发交替选择(TRIG ALT)按钮 22 按下时,示波器将交替选择通道 1 和通道 2 作为触发信号源。

LINE:选择交流电源作为触发信号。

EXT:选择外触发信号作为触发源。

(19) 外触发输入端子:用于输入外部触发信号,使用该功能时,触发源选择开关 18 应设置在 EXT 的位置上。

(20) 触发方式选择开关:选择触发方式。

AUTO:自动,当没有触发信号输入时,扫描在自由模式下。

NORM:常态,当没有触发信号时,光点踪迹处在待命状态,并不显示。

TV-V:电视场,用于想观察电视的场信号时。

TV-H:电视行,用于想观察电视的行信号时。

(21) 极性选择按钮:用于选择触发信号的极性,“+”为上升沿触发,“−”为下降沿触发。

(22) 触发交替选择按钮:功能参见触发源选择开关 18。

(23) 触发电平旋钮:显示一个同步稳定的波形,并设定一个波形的起点。将该旋钮顺时针方向旋转到头,听见咔嗒一声后,触发电平被锁定在一个固定值上,此时改变扫描速率或信号幅度时，不再需要调节触发电平即可获得同步信号。

（24）水平扫描速率开关：用于调节示波器的扫描速率，扫描速率分 20 挡。当设置到 X-Y 位置时可用作 X-Y 示波器。

（25）水平微调旋钮：在测量输入信号的频率时，该旋钮必须顺时针旋转到头（相当于无微调）。

（26）扫描扩展按钮：按下时，示波器的扫描速率等于水平扫描速率开关指示值乘以 10。

（27）水平位移旋钮：用于调节光点轨迹的水平位置。

（28）滤色片：用于使波形看起来更清晰。

5. 示波器的使用方法简介

（1）熟悉上述控制器的位置和作用：在仪器未接通电源之前按表 2-3-1 中的顺序设置好各控制器的初始状态。

表 2-3-1　各控制器的初始状态

控制器名称	标识序号	设置状态	控制器名称	标识序号	设置状态
电源	6	弹出	触发源	18	CH1
辉度	2	居中	触发极性	21	弹出
聚焦	3	居中	触发交替选择	22	弹出
垂直方式	14	CH1	触发电平	23	锁定
交替/断续	12	弹出	触发方式	20	AUTO
CH2 INV	16	弹出	扫描速率(ms/cm)	24	0.5
垂直位移	11	居中	水平微调	25	顺时针旋转到头
垂直衰减(V/cm)	7	0.5	水平移位	27	居中
垂直微调	9	顺时针旋转到头	扫描扩展	26	弹出
AC-GND-DC	10	AC			

（2）完成以上操作，按下电源开关，约待 20s 示波器屏幕上将有光迹显示。若 60s 内仍未出现光迹，应按上表对照检查各开关、旋钮设定是否正确。当光迹出现后，可适当调节垂直位移和水平位移旋钮，使光迹置于屏幕中适当位置，然后调节辉度和聚焦旋钮，使光迹亮度适当和清晰后，便可进入正常使用。

（3）将信号发生器的输出信号通过探极接到示波器的输入端口。测量时可根据需要选择任意一个通道对被测信号进行检测。如使用 CH1（Y）通道，应将“垂直方式”开关拨到“CH1”挡位，相应“触发源”开关拨到“CH1”。如使用 CH2（Y）通道，应将“垂直方式”开关拨到“CH2”挡位，相应“触发源”开关拨到“CH2”。（本次实验中，一次只要求观测一个信号，所以只要单独使用任意一个通道即可完成实验。若要同时观测两个信号，则需要将两个信号同时从两个通道输入，将“垂直方式”开关拨到“双踪”位置。）

信号接入后，可分别调节 Y 轴灵敏度（VOLTS/DIV）和 X 轴扫描速率（TIME/DIV）开关到合适的挡级，以便观察图形和测量有关参数。

（4）测量被测信号幅值 U_m 的方法：按 Y 轴灵敏度（垂直衰减开关挡位显示值），根据信号图形轨迹在屏幕 Y 轴坐标刻度尺上所对应的波峰与波谷之间的距离（即峰峰距离，参看

图 2-3-6)，直接读取，即：

$$U_{\mathrm{m}}=\frac{\text{峰峰距离}\times Y\text{ 轴灵敏度}}{2}$$

$$U_{\text{有效值}}=\frac{U_{\mathrm{m}}}{\sqrt{2}}$$

(5) 测量被测信号周期的方法：按 X 轴扫描速率(水平扫描速率开关挡位显示值)，根据信号图形轨迹一个周期在屏幕 X 轴坐标刻度尺上所对应的长度(即周期长度，参看图 2-3-6)，直接读取，即：

$$T=\text{周期长度}\times X\text{ 轴扫描速率}$$

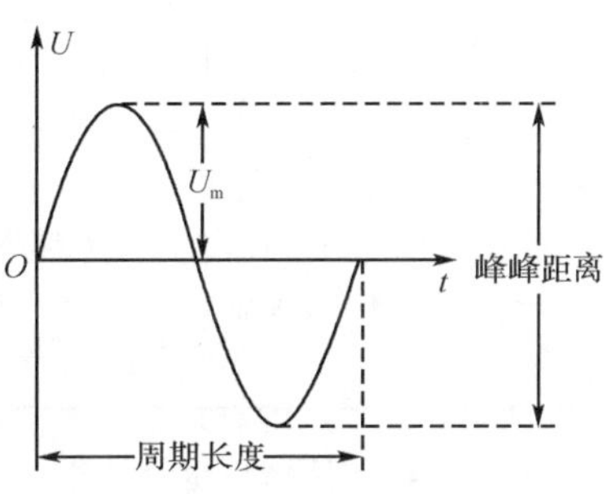

图 2-3-6　波形代号及定义

【实验内容与步骤】

(1) 调节信号发生器，使之输出频率为 1.000kHz、电压有效值为 1.00V 的正弦波信号(该信号的电压有效值用毫伏表来测定)。调节示波器，用示波器观察该信号波形，并用示波器测量该信号的电压幅值和周期，计算出该信号的电压有效值和频率，把数据填入表 2-3-2 中。然后在自然数方格坐标纸上画出屏幕上的波形。画图时注意：方格纸上所画的波形必须和实际测量的波形相符，方格纸上必须画出对应波形的时间轴(横坐标轴)、电压数轴(纵坐标轴)，并且时间轴应标出单位长度所代表的时间，电压数轴应标出单位长度所代表的电压值。

(2) 调节信号发生器，使之输出频率为 10.00kHz、电压有效值为 0.100V 的正弦波信号。调节示波器，用示波器观察信号波形，并测量它的电压幅值和周期，以及计算出它的电压有效值和频率，把数据填入表 2-3-3 中。(该步骤不需要画波形)

【注意事项】

(1) 测量时垂直微调旋钮和水平微调旋钮必须顺时针旋转到头(相当于无微调)。

(2) 读数时要注意垂直微调旋钮是否被拉出。若该旋钮未拉出，示波器的 Y 轴灵敏度就等于垂直衰减开关的指示值；若该旋钮被拉出，示波器的 Y 轴灵敏度等于垂直衰减开关的指示值乘以 5。

(3) 读数时要注意扫描扩展按钮是否按下。当扫描扩展按钮弹出时，示波器的扫描速率就等于水平扫描速率开关指示值；当扫描扩展按钮按下时，示波器的扫描速率等于水平扫描速率开关指示值乘以 10。

【思考题】

(1) 若待测的正弦波信号输入示波器后，在屏幕上的图形不稳定，可能的原因是什么？应该如何调节才能使图形稳定？

(2) 根据示波原理，如果待测信号的频率为 50Hz，现要在屏幕上显示 4 个完整波形，则扫描信号的频率应为多少？

(3) 在示波器其他旋钮和按钮都保持不变时，增大垂直衰减，屏幕上的图形将如何变化？增大扫描速率，屏幕上的图形又将如何变化？

【数据记录与处理】

见表 2-3-2，表 2-3-3。

表 2-3-2　实验数据记录 1

信号发生器	双踪示波器				
电压有效值	Y 轴	Y 轴灵敏度 (V/cm)	峰峰距离 (cm)	电压幅值 (V)	电压有效值 (V)
1.00V					
频率	X 轴	扫描速率 (ms/cm)	周期长度 (cm)	信号周期 (ms)	信号频率 (kHz)
1.000kHz					

表 2-3-3　实验数据记录 2

信号发生器	双踪示波器				
电压有效值	Y 轴	Y 轴灵敏度 (mV/cm)	峰峰距离 (cm)	电压幅值 (V)	电压有效值 (V)
0.100V					
频率	X 轴	扫描速率 (μs/cm)	周期长度 (cm)	信号周期 (ms)	信号频率 (kHz)
10.00kHz					

（王　勇）

第三章　经典验证性实验

实验 3-1　液体黏度系数的测定

【实验目的】

(1) 掌握用奥氏黏度计测定液体黏度系数的方法。

(2) 了解实验方法中比较法的特点。

(3) 通过测定乙醇的黏度系数,进一步理解液体流动的规律。

【实验器材】

奥氏黏度计、黏度计盒、温度计、停表、玻璃缸、胶管、橡皮球、量杯、蒸馏水、乙醇、蒸馏水回收瓶、乙醇回收瓶。

【实验原理】

当液体在竖直放置的均匀毛细管内以层流的形式作稳定流动时,如果毛细管的半径为 R,管长为 L,管两端的压强差为 Δp,在时间 t 内流过的液体的体积为 V,则根据泊肃叶公式,可以求出该流体的黏度系数 η 为:

$$\eta=\frac{\pi R^4 t}{8VL}\Delta p \tag{3-1-1}$$

在国际单位制中 η 的单位为帕・秒,即 Pa・s。

由式(3-1-1)可知,同样体积的两种不同液体在同样条件下,在液体重力作用下流过同一毛细管,如果第一种液体流过的时间为 t_1,其密度为 ρ_1,第二种液体流过的时间为 t_2,其密度为 ρ_2,则可以得到:

$$\eta_1=\frac{\pi R^4 t_1}{8VL}\Delta p_1=\frac{\pi R^4 t_1 \rho_1 g h}{8VL} \tag{3-1-2}$$

$$\eta_2=\frac{\pi R^4 t_2}{8VL}\Delta p_2=\frac{\pi R^4 t_2 \rho_2 g h}{8VL} \tag{3-1-3}$$

比较式(3-1-2)与式(3-1-3),得到:

$$\eta_2=\frac{\rho_2 t_2}{\rho_1 t_1}\eta_1 \tag{3-1-4}$$

假设 η_1、ρ_1、ρ_2 为已知,则用这种比较法测量,无需知道 R、L 和 V 值,只需测出 t_1 和 t_2 值,就可以方便地求出 η_2。

本实验使用奥斯特瓦尔德黏度计(简称奥氏黏度计),如图 3-1-1 所示,它是一个 U 形玻璃管,一边较粗,另一边较细。细的一侧上有一毛细管 C,其上为一小玻璃泡 B,B 的上、下有刻痕 m、n,R 是胶管。较粗一侧的 A 是稍大的玻璃泡,是储存待测液体的。从 A 泡开口处倒入一定体积的待测液体,利用橡皮球通过胶管 R 将一定体积的液体吸到 B 泡,令液体表面超过刻痕 m 为止。因两边液面高度不同,B 泡内的液体在重力作用下经毛细管 C 流回 A 泡,液面由 m 降至 n 刻痕的时间 t 可以用停表测得。

实验时，将奥氏黏度计放入盛水的玻璃缸内，以保持测量时温度的恒定。温度可由插入盛水玻璃缸内的温度计读出。

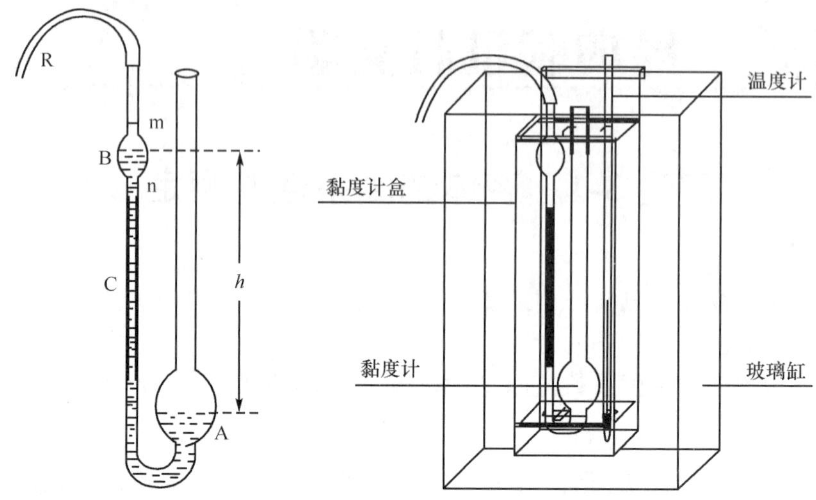

图 3-1-1 奥氏黏度计　　图 3-1-2 液体黏度系数的测定

【实验内容与步骤】

(1) 分两次取适量的蒸馏水冲洗黏度计，特别要把毛细管洗干净。冲洗的方法是：将橡皮球套入胶管 R 内，用手压紧橡皮球，然后慢慢松开，就可将蒸馏水向上吸起，然后压迫橡皮球将蒸馏水压回 A 泡，反复数次，直到把毛细管洗干净为止。把残液倒进蒸馏水回收瓶中，然后甩干黏度计内壁上的水滴。

(2) 用量杯量 10ml 的蒸馏水，从 A 泡的管口倒入。

(3) 把黏度计盒竖直挂在盛水的玻璃缸中，如图 3-1-2 所示，水缸中的水将 B 泡浸没为宜。将温度计插入水缸中的黏度计盒里，待 2～3 分钟后，记下水温。准备好停表。

(4) 套上橡皮球，用手压迫橡皮球，然后慢慢松手将蒸馏水向上吸，直至液面超过刻痕 m 少许(切莫让水进入胶管内)，用手捏住胶管，拔下橡皮球，然后放开胶管，使液面自由下降，当液面下降到刻痕 m 时启动停表，液面流经 n 时止动停表，此时停表的读数表示 m 与 n 刻痕之间球泡内的水通过毛细管的时间为 t_1，将此时间记入数据记录表 3-1-1 中。

(5) 重复步骤(4)，共做三次。

(6) 将蒸馏水倒出，并将残留在黏度计内壁上的水滴甩干。重复步骤(1)，用适量乙醇分两次冲洗黏度计，把残液倒进乙醇回收瓶中。

(7) 用量杯量 10ml 的乙醇倒入黏度计，重复步骤(3)、(4)、(5)。

(8) 将乙醇倒出，用蒸馏水冲洗黏度计。

(9) 从表 3-1-2 中查出或用插值法求出对应温度下水的黏度系数 η_1，水的密度取 $\rho_1=1.000\text{g/cm}^3$，乙醇密度 ρ_2 在实验中给出，将 η_1、ρ_1、ρ_2 及实验数据代入式(3-1-4)，求出乙醇黏度系数 η_2，并将此结果与由表 3-1-3 查出的或用插值法求出的标准值对比，计算百分偏差，评价自己测量结果的优劣程度。

【注意事项】

(1) 黏度计要清洁，倒入液体前，黏度计内应无残余的液滴，测量时黏度计内的液体不能有气泡，并且黏度计要保持竖直。

(2) 在测量中要注意温度变化。若温度改变 1℃，应重做。

(3) 使用停表时切勿随意扭动按钮。

(4) 对玻璃仪器，要小心操作。

(5) 若液体在某些温度或浓度的 η 值，在表 3-1-2 和表 3-1-3 中没有列出，要按下面附注的插值法来求。

附注：例如，要查浓度为 90% 的乙醇溶液在 24.5℃时的黏度系数，不能在表 3-1-3 中直接查出，这时我们可以利用插值法从相邻两点的函数值计算出所需要的函数值。在图3-1-3中，如果函数 $y=y(x)$ 在点 x_1 和 x_2 上的值分别为 y_1 和 y_2，则 $(x_1,\ x_2)$ 内任一点 x 的函数值 y，可利用线性插值公式(3-1-5)近似地求出。

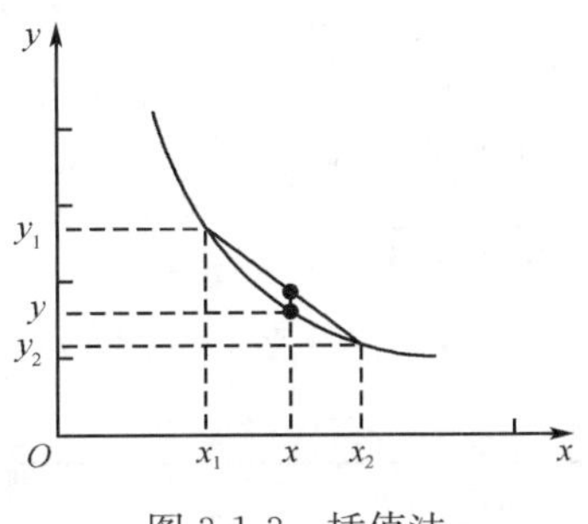

图 3-1-3　插值法

$$y=y_1+\frac{x-x_1}{x_2-x_1}(y_2-y_1) \tag{3-1-5}$$

在上述例子中，从表 3-1-3 中查得：$x_1=20.0℃$，$\eta_1=1.610\times10^{-3}$ Pa·s，当 $x_2=25.0℃$，$\eta_2=1.424\times10^{-3}$ Pa·s，若 $x=24.5℃$，对应乙醇的黏度系数应为：

$$\eta=1.610\times10^{-3}+\frac{24.5-20.0}{25.0-20.0}\times(1.424\times10^{-3}-1.610\times10^{-3})=1.44\times10^{-3}\ (\text{Pa}\cdot\text{s})$$

在查数学函数表或数理统计表时，如果表中未列出所需查找的点，常利用线性插值公式来求出。

【思考题】

(1) 为什么在量取实验用的水和乙醇时，体积必须相等？

(2) 用式(3-1-4)求出 η_2 需要保证哪些实验条件？

(3) m 处的上部或毛细管中若形成气泡，对实验结果会产生什么影响？

【数据记录与处理】

见表 3-1-1。

温度：$T=$ ________℃

水的密度：$\rho_1=$ ________ g/cm³

乙醇的密度：$\rho_2=$ ________ g/cm³

表 3-1-1　实验数据记录

次数	水流过 m、n 所用的时间 t_1(s)	乙醇流过 m、n 所用的时间 t_2(s)
1		
2		
3		
平均值		

水的黏度系数：$\eta_1=$ ________ $\times10^{-3}$ Pa·s，可由表 3-1-2 查出或用插值法求出。

乙醇的黏度系数：$\eta_2=\dfrac{\rho_2 t_2}{\rho_1 t_1}\eta_1=$ ____________

百分偏差：$B=\frac{\eta_2-\eta_0}{\eta_0}\times100\%=$__________

η_0 为乙醇的黏度系数之标准值，可由表 3-1-3 查出或用插值法求出。

注意：在表 3-1-2、表 3-1-3 中，若在测量的温度下没有相应的 η_0、η_1 值，可用插值法求出，且必须要在实验报告上写出求解过程。

【附录】

见表 3-1-2，表 3-1-3。

表 3-1-2　水的黏度系数

T(℃)	$\eta\times10^{-3}$Pa·s	T(℃)	$\eta\times10^{-3}$Pa·s	T(℃)	$\eta\times10^{-3}$Pa·s
15.0	1.1404	22.0	0.9579	29.0	0.8180
16.0	1.1111	23.0	0.9358	30.0	0.8007
17.0	1.0828	24.0	0.9144	31.0	0.7840
18.0	1.0559	25.0	0.8937	32.0	0.7679
19.0	1.0229	26.0	0.8737	33.0	0.7523
20.0	1.0050	27.0	0.8545	34.0	0.7371
21.0	0.9810	28.0	0.8360	35.0	0.7225

表 3-1-3　乙醇的黏度系数

T(℃)	η($\times10^{-3}$ Pa·s)			
	70%溶液	80%溶液	90%溶液	100%溶液
10.0	3.268	2.710	2.101	1.466
15.0	2.770	2.309	1.802	1.332
20.0	2.370	2.008	1.610	1.202
25.0	2.037	1.748	1.424	1.096
30.0	1.767	1.531	1.279	1.003

（冯永振）

实验 3-2　伏安法测电阻

【实验目的】

(1) 练习按电路图正确连接线路和正确使用电流表、电压表和滑线变阻器等电学基本仪器。

(2) 掌握伏安法测电阻的原理，理解电流表内、外接法时电表接入误差产生的原因和减少的方法，懂得合理选择实验电路。

【实验器材】

低压电源(6V 挡)、指针式毫安表(0-15-30-60mA)、电压表(多量程)、滑线变阻器

(0～1000Ω)、待测电阻 R_1～R_2、开关、导线和电路接线板。

【实验原理】

导体对电流阻碍作用的大小称为电阻。若电阻两端的电压 U 与通过它的电流 I 成正比，则伏安特性曲线为直线，这类电阻称为线性电阻，电阻值为常数。一般常温下金属导体的电阻是线性电阻，而热敏电阻、光敏电阻等是非线性电阻。本实验的研究对象是线性电阻。

应用欧姆定律：

$$R=\frac{U}{I} \tag{3-2-1}$$

计算电阻的方法称为伏安法。用伏安法测电阻时，电流表有两种连接方式：内接和外接。图 3-2-1(a)是电流表内接法；图 3-2-1(b)是电流表外接法。

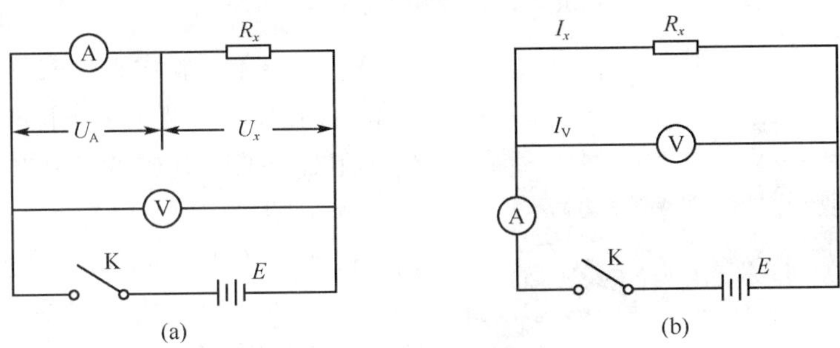

图 3-2-1　伏安法测电阻

(a)电流表内接；(b)电流表外接

无论哪种接法，都会给测量带来误差，称为接入误差。当待测电阻 R_x 是高阻时，采用电流表内接法可以减少接入误差，因为 $U_x \gg U_A$，电流表的分压作用小，测量的系统误差也较小；当待测电阻 R_x 是低阻时，采用电流表外接法可以减少接入误差，因为 $I_x \gg I_A$，电压表内阻的分流作用小，测量的系统误差也较小。如果待测电阻 R_x 的数值未知，则可用试探法进行试探。分别用图 3-2-1(a)、(b)两种电路各测一次，若电流表读数变化明显，则用内接法；若电压表读数变化明显，则用外接法。例如，分别用图 3-2-1(a)、(b)两种电路测量 R_x，用(a)图所测数据为 3.00 V，3.00mA；用(b)图测得数据是 2.90V，4.00mA。由于电压表读数变化较小，说明电流表分压不明显，即电流表内阻 $R_A \ll R_x$，所以采用(a)图测量时系统误差较小。

使用电流表和电压表时，要注意选择适当的量程。电表的量程是指电表指针偏转到最大时所示的数值。电表往往有多种量程可供选择，选择的原则是：①被测的电流或电压值不能超过电表所选用的量程；②在测量时，为减少因仪表刻线位置不准造成读数存在的相对误差，量程选择应尽量使电表指针落在 1/2 量程到满量程之间；③如果无法估计待测量的大小，一般是先选大量程，再根据电表指针摆动情况逐步选择合适的量程；④确认电表读数时，指针位置应与下方反射镜上的影子重合。

使用直流电表时，还应注意它们的接线端的"＋"、"－"极性。如图 3-2-2 所示，电流表"＋"端是电流通过电流表的入口处，"－"端是电流的出口处。而电压表的"＋"端应与电路的高电位处相接，"－"端则与电路的低电位处相接。所以在电路中接入电流表时，应了解被测处电流的方向；在连接电压表时，应了解被测处电位的相对高低。如果"＋"、"－"端接错，则电表指针反向偏转，还有可能损害电表。

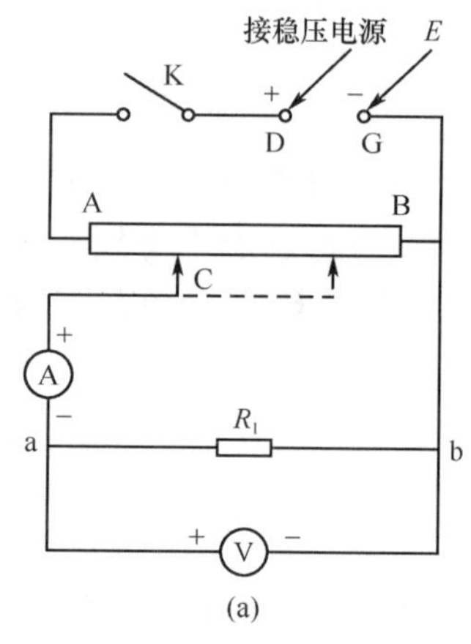

(a)

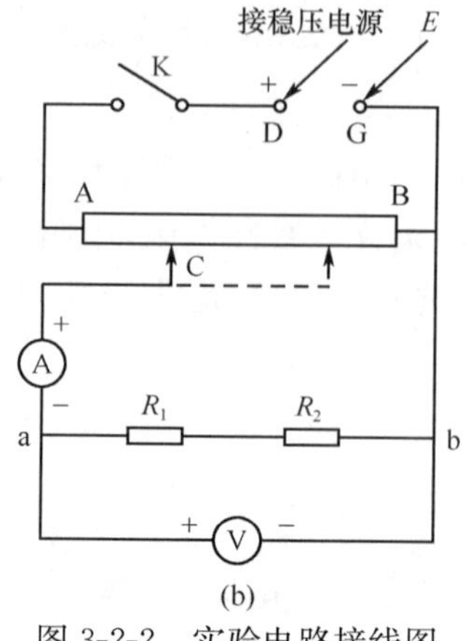

(b)

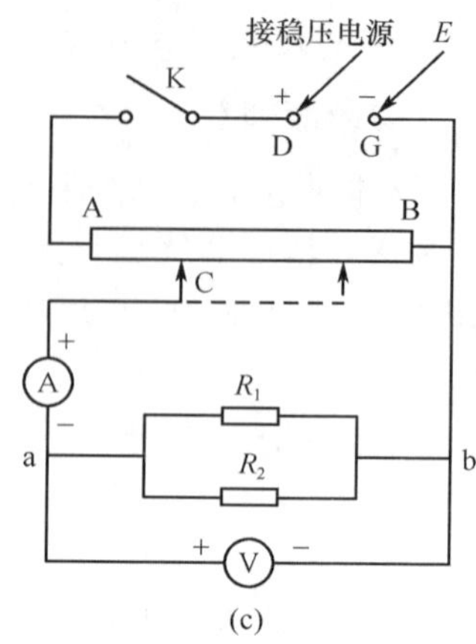

(c)

图 3-2-2 实验电路接线图

(a)单电阻;(b)电阻串联;(c)电阻并联

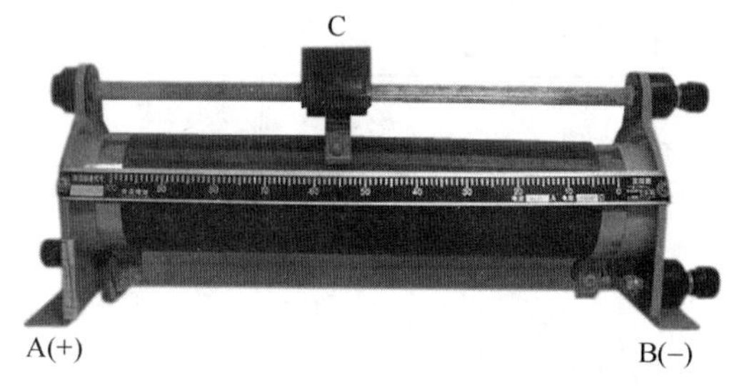

图 3-2-3 滑线变阻器

为了能在实验中调节被测电阻上的电压或电流,在实验电路接线图 3-2-2 中使用了滑线变阻器 ACB 组成的分压电路。变阻器的两个固定端 A、B 经开关 K 分别接到电源的(+)极和(−)极,如图 3-2-3 所示。

在图 3-2-2 中,滑动触头 C 与 B 端之间的可变电阻把可调电压加到待测电阻组合 a、b 两端。移动触头 C 的位置就可调节 a、b 两端的电压,调节范围是 0~E。

【实验内容与步骤】

(1) 了解本实验中所使用的电流表和电压表的量程及电表"+"、"−"接线端的使用方法。低压电源输出 E 设置为 6V 挡备用,关闭低压电源。

(2) 按图 3-2-2(a)接线,接线的方法是分回路连接。先接电源回路 AKDGB,断开开关 K。其次再由滑线变阻器的滑动触头 C 开始连接 C-电流表-a-b-B 回路,并将滑动触头 C 移至 B 端,使分压电路 CB 间初始电压为零。最后把电压表的两端并联到 a、b 两点上,电流表外接。接好线后仔细检查一遍,注意电表的"+"、"−"端连接是否正确,请教师复查确认无误再开始实验。

(3) 接通低压电源,闭合开关 K。缓缓移动滑动触头 C,使 a、b 两端的电压分别为 2.00V、2.50V、3.00V,记下通过电流表的电流大小,填入实验报告表 3-2-1。

(4) 按图 3-2-2(b)接线,串联电阻 R_1 和 R_2,重复步骤(3),记录实验数据。

(5) 按图 3-2-2(c)接线,并联电阻 R_1 和 R_2,重复步骤(3),记录实验数据。

(6) 按实验所得数据,根据欧姆定律 $R=\dfrac{U}{I}$ 算出以上各实验步骤测得的电阻值和实验平均值。计算 R_1、R_1+R_2 和 $R_1 // R_2$ 对应的百分偏差 B_1、B_2 和 B_3,分析评价实验结果。

【注意事项】

(1) 应关闭低压电源后再连接电路,注意低压电源的正负极性,断开开关 K。未通电前,先将滑线变阻器的滑动触头 C 移至 B 端,使分压电路 CB 间初始电压为零。电路检查无误后再接通电源,闭合开关 K,开始测量。

(2) 通电后,慢慢调节变阻器的滑动触头 C,同时观察电流表和电压表指针的移动,有无卡阻现象;量程是否合适,注意指针不能超过满刻度。

(3) 切不可将电流表和电源的正负极直接并联!

(4) 改变实验电路前,应先将滑线变阻器的分压电路的输出(C、B 间电压)调为零,并在断开开关 K 之后操作。

【思考题】

(1) 电流表和电压表应如何接入电路?如何选择合适的量程?如果误把电流表并联在电路中,或误把电压表串联在电路中,后果如何?

(2) 本实验第一个电路采用电流表外接法,若被测电阻增大时,系统误差将如何变化?

(3) 试比较本实验第一和第二个电路测出的电阻平均值有何不同?为什么?

【数据记录与处理】

见表 3-2-1。

电阻标准值:$R_{1标}=$________　$R_{2标}=$________

电压表量程:________ V

表 3-2-1　伏安法测电阻数据记录参考表格

项目	1		2		3	
电压(V)	电流(mA)	$R_1(\Omega)$	电流(mA)	$R_1+R_2(\Omega)$	电流(mA)	$R_1/\!/R_2(\Omega)$
2.00						
2.50						
3.00						
电阻平均值 $\bar{R}_测$						
毫安表量程						

$$百分偏差:B=\frac{\bar{R}_{测}-R_{标准}}{R_{标准}}\times 100\%$$

计算百分偏差时,电阻串联:$R_{标准}=R_{1标}+R_{2标}$;电阻并联:$R_{标准}=R_{1标}/\!/R_{2标}$。要求写出百分偏差 B_1、B_2 和 B_3 的计算过程。

R_1:百分偏差 $B_1=$

R_1+R_2:百分偏差 $B_2=$

$R_1/\!/R_2$:百分偏差 $B_3=$

(田晓明)

实验 3-3 用电桥测热敏电阻的温度特性

【实验目的】

（1）了解平衡电桥的工作原理及影响电桥灵敏度的因素。

（2）掌握用惠斯登电桥测电阻的基本方法。

（3）了解热敏电阻的温度特性。

【实验器材】

滑线电桥、检流计、电阻箱、热敏电阻装置(含有热敏电阻和温度计)、直流电源(1V)、开关、烧杯、导线、热水器(公用)等。

【实验原理】

1. 用平衡电桥测电阻的原理和方法 平衡电桥就是利用比较法将未知电阻与已知电阻比较测量电阻的。其原理电路如图 3-3-1 所示,其中 R_x 为未知电阻，r_1、r_2 及 R 为已知电阻,G 为检流计。接通 K,BD 桥路上的电流将取决于 B 点和 D 点的电势。若 B、D 两点的电势相等,即 $V_{BD}=0$,这时 BD 线便无电流,检流计 G 的指针不发生偏转,这种情况就称之为电桥平衡。

设电桥平衡时 ABC 支路的电流为 I_1,ADC 支路的电流为 I_2,由于 B 和 D 两点电势相等,即 $I_1R_x = I_2r_1$, $I_1R = I_2r_2$,于是得到电桥平衡方程 $\frac{r_1}{r_2}=\frac{R_x}{R}$,所以待测电阻:

$$R_x = \frac{r_1}{r_2}R \tag{3-3-1}$$

本实验使用的是滑线型惠斯登电桥如图 3-3-2 所示,其中斜线阴影部分为金属板,它的电阻可忽略不计,R 是一只旋转式电阻箱，r_1、r_2 用一根粗细均匀的电阻线代替,电阻线张紧在 A、C 两接柱之间,其下置以米尺。滑动探头 D 按下时便将电阻线 AC 分为 r_1、r_2 两个部分,其位置可由米尺读出。

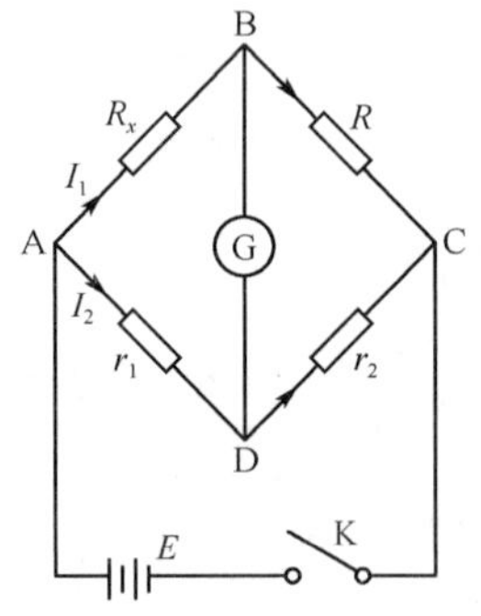

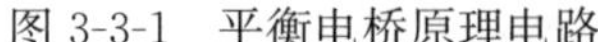
图 3-3-1 平衡电桥原理电路

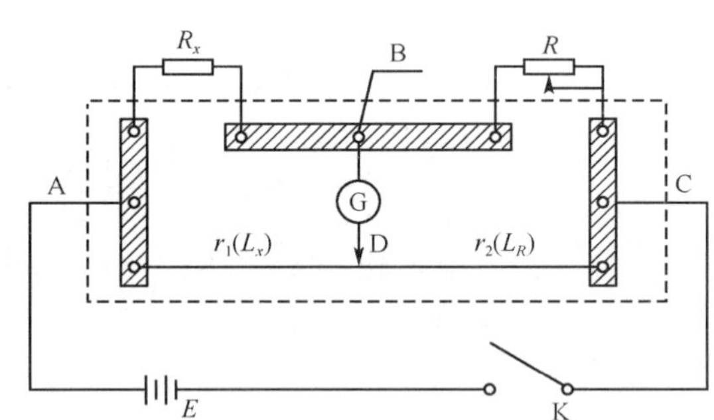

图 3-3-2 滑线型惠斯登电桥及测量电路

设 r_1 和 r_2 的长度分别为 L_x 和 L_R,对于理想的均质、等截面电阻线,则有

$$\frac{r_1}{r_2} = \frac{L_x}{L_R} \tag{3-3-2}$$

将式(3-3-2)代入式(3-3-1),得滑线型电桥测电阻的计算式:

$$R_x = \frac{L_x}{L_R}R \tag{3-3-3}$$

式中：L_x、L_R 由米尺读出，其比值可通过改变 D 的位置来选择。

用电桥测电阻，根据式(3-3-1)可见测量的精度与比率 r_1/r_2、与比较电阻 R 的准确度都有关，而且电桥的不平衡情况若不能被检流计检出，也将会影响 R_x 测量的准确程度。

一般来说，取 $r_1/r_2=1$ 可以减少测量结果的误差。为此，对本实验所用的滑线电桥，应注意取滑线长度比 $L_x/L_R=1$，然后调节比较电阻 R，使电桥平衡。由于实际的电阻线 AC 各处很难完全均匀一致，这样利用式(3-3-3)计算 R_x 也会引起误差。但若将 R_x 与 R 互换位置，分别测出换位前、后电桥平衡时的 R_x 的测量值(一般两次测量的结果会有微小的差别)，再由式(3-3-1)推得待测电阻值：

$$R_x=\sqrt{R_{x1}R_{x2}} \tag{3-3-4}$$

则由于电阻线 AC 的不均匀而引起的系统误差可基本消除。常温下的热敏电阻的阻值 R_0 可用这种方法先行测出。

为了便于测量热敏电阻的 R_T-T 关系曲线，我们还希望能迅速从桥臂比较电阻 R 上直接读出各不同温度下的 R_T 值。为此，须再找出 AC 电阻线的等分电阻点 D_0(D_0 往往会略为偏离 AC 中点，但却将 AC 分为电阻相等的两个部分)。根据式(3-3-1)，置电阻箱等于由式(3-3-4)算出的常温下的热敏电阻值，即 $R=R_0$，再调 D 的位置至电桥平衡，即可确定 D_0 的位置。

2. 热敏电阻的温度特性　热敏电阻是用半导体材料做成的，其阻值与温度成负指数关系，即

$$R_T=R_0\mathrm{e}^{\beta(1/T-1/T_0)} \tag{3-3-5}$$

式中：T_0、T 为电阻所在的两个不同环境的绝对温标，R_0、R_T 分别为上述温度下热敏电阻的对应值，β 为热敏电阻材料常数，其值约为 3×10^5K 左右。

图 3-3-3 所示为热敏电阻与普通金属电阻的不同温度特性。显然 β 值愈大的热敏电阻在其阻值较高的区域对温度的反应愈灵敏。

利用非平衡电桥原理，就可做成半导体温度计。其原理如图 3-3-4 所示，其中 R、r_1、r_2 的阻值与温度无关。如果在某一参考温度 T_0，热敏电阻 R_T 的电阻为 R_0，调节 R 使电桥平衡，则一旦 R_T 的环境温度发生了变化，检流计 G 中就必通过一对应大小的电流，只要预先测定环境温度与检流计指针偏转角度的关系，就不难把检流计改成温度读数的表盘——温度计了。

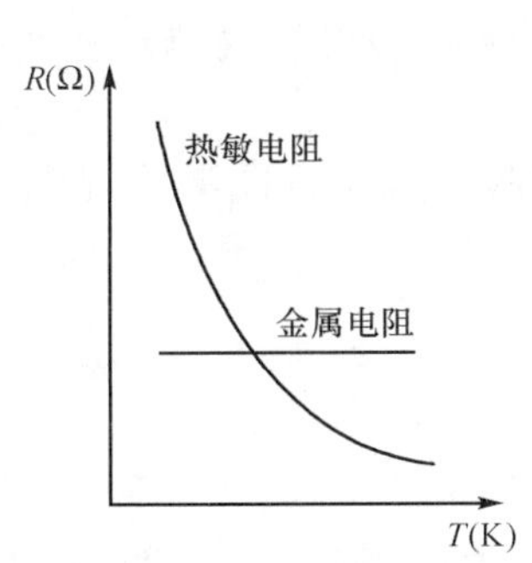

图 3-3-3　热敏电阻的温度特性

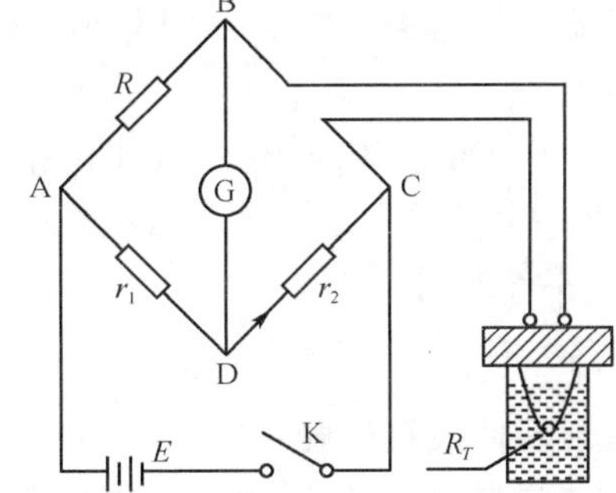

图 3-3-4　半导体温度计原理

【实验内容与步骤】

1. 测量热敏电阻的室温电阻值 R_0

(1) 弄清检流计的使用方法：①调零；②调灵敏度到 1～2 之间。

(2) 按图 3-3-2 接线，电源用直流稳压 1V 挡，电阻箱面板如图 3-3-5 所示。接线完毕，

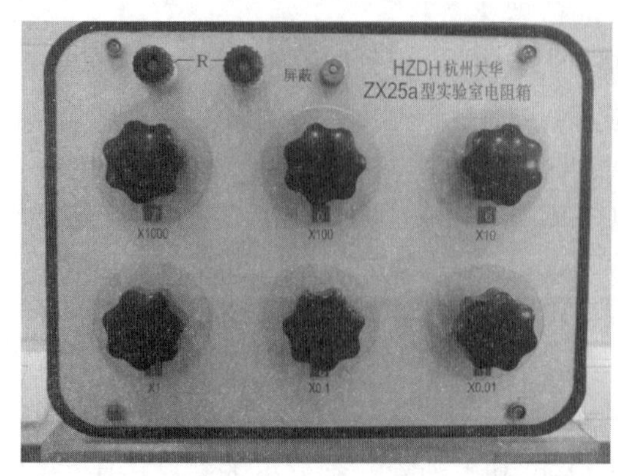

图 3-3-5 电阻箱面板

经检查认可后方能接通电源。

(3) 检查电桥工作是否正常:适当选取电阻箱的阻值,即根据被测电阻的标称值或估计值选一较大值和较小值(如标称值是 500Ω,则可选 900Ω 和 100Ω)。将滑动探头置标尺中部(50.00cm 处),按动探头,如果在两种情况下检流计的偏转方向相反,则说明电桥工作基本正常,否则应仔细检查线路的有关接点是否接触不良。

(4) 将热敏电阻 R_T 置于盛水(常温)的烧杯内,电阻的感温部分要没入水下约 1cm,悬挂好温度计,以便测量 R_T 的环境温度。探头 D 固定置 $L_x=L_R$ 的位置(50.00cm 处),用调电阻箱使电桥平衡的方法来调电桥平衡,直到探头 D 在多次一揿即放的瞬间,检流计指针均不显示任何微小的颤动为止。记下此时的水温 T_0 及 L_x、L_R 和电阻箱的阻值。

(5) 将 R_T 与 R 的位置互换,重复步骤(4)。注意两次测量的水温有无变化,若 $\Delta T<0.5℃$,即可按式(3-3-4)计算 R_0。

2. 测量 AC 电阻线的等分电阻点 D_0 令电阻箱的电阻 $R=R_0$,仔细调节探头 D 的位置,使电桥平衡,记下此时 D 的位置读数,此即电阻线 AC 的等分电阻点 D_0。

3. 降温法测热敏电阻的温度特性

(1) 换用约 80℃的热水,浸没热敏电阻于水面下不超过 1cm 处。探头 D 置 D_0 位置并保持不变,用调电阻箱使电桥平衡的方法,分别测出一系列不同温度条件下的 R_T 值。测量时注意:①温度计感温端的位置要靠近热敏电阻;②从 70℃至室温之间,间距大致均匀地选取至少 8 个测点(每隔 5℃左右取点);③采用探头 D“一揿即放”法判断电桥平衡;④电桥达到平衡时立即先读温度,再读电阻箱的阻值。将每组 T- R_T 的数据记入表格中。

(2) 描绘热敏电阻的温度特性曲线:①在毫米方格纸(17cm×12cm)上以横坐标轴(短)表示温度,纵坐标轴(长)表示电阻,注意选好比例和原点值,并标度清楚;②测点位置应标示清楚、位置准确;③曲线应光滑、尽量靠近大多数的数据点并应使测点在曲线的两侧分布均匀;④用铅笔作图。

(3) 计算 β 值:在绘出的曲线上靠近曲线两端选两个曲线上的点(参见第一章图 1-2-1),以“△”符号框出并注明坐标数值,代入式(3-3-5)计算 β 值,并将结果写在曲线图中适当的位置。

【注意事项】

(1) 仔细接线,使线端接触良好。

(2) 热敏电阻只能在一定的电流和温度范围下工作,否则元件可能受损或性能不稳定。

(3) 电阻箱的读数旋钮不要置于空挡处,否则电阻箱的阻值为无穷大(即断路了)。

(4) 用烧杯盛热水时,要小心操作,避免烫到。

(5) 实验完毕后,必须关闭检流计的电源开关。

【思考题】

(1) 做步骤 1-(3)时,如果无论怎样改变 D 点的位置,检流计指针总向同一个方向偏转,这是什么原因？如何排除故障？

（2）用图示法表示测量的结果，在描绘曲线时应注意什么？

（3）分析影响测量结果的误差的因素。可采取哪些减少误差的措施？

【数据记录与处理】

1. 测量热敏电阻的室温电阻值 R_0　探头 D 固定置 $L_x = L_R$ 的位置（50.00cm 处），调节电阻箱使电桥平衡。（表 3-3-1）

表 3-3-1　室温下热敏电阻的阻值测量记录　室温 $T_0 =$____℃

记录项目	电阻箱 R（Ω）	$R\frac{L_x}{L_R}$（Ω）	$R_0 = \sqrt{R_{x1}R_{x2}}$（Ω）
R_{x1}（在左边）			
R_{x2}（在右边）			

2. 测量 AC 电阻线的等分电阻点 D_0　令 $R = R_0$，移动探头，当电桥平衡时，探头的位置 D_0：________ cm。

3. 测量热敏电阻的温度特性　使探头的位置处于 D_0 不变，调节电阻箱使电桥平衡。（表 3-3-2）

表 3-3-2　R_T-T 关系测量记录

T(℃)										
T(K)										
$R_T = R_{箱}$(Ω)										

（吴　琴）

实验 3-4　用光栅测定光波波长

【实验目的】

（1）了解分光仪的基本原理，学习分光仪的调节方法。

（2）学习用分光仪观察光栅衍射形成的明线光谱；学会运用衍射光栅测定光波波长的方法。

【实验器材】

平面光栅（300 条/mm）、分光仪（JJY-1 型）、钠光灯、平面镜。

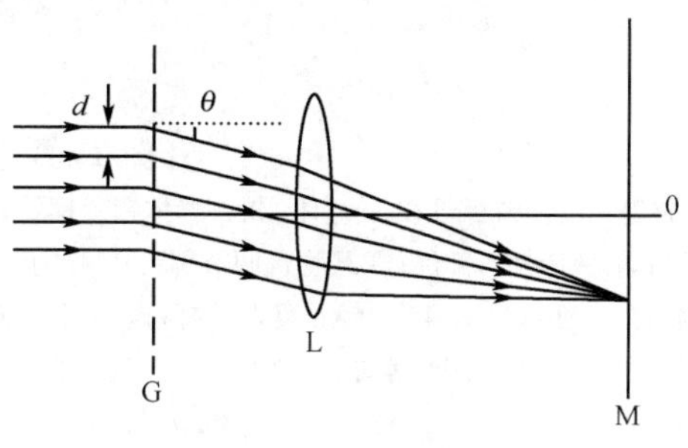

图 3-4-1　衍射光栅

【实验原理】

光栅是一块刻有大量平行等宽、等距狭缝（刻线）的平面玻璃（或金属片）。如图 3-4-1 所示，G 为光栅，光栅中相邻的两个狭缝中心的距离为 d，称为光栅常数。

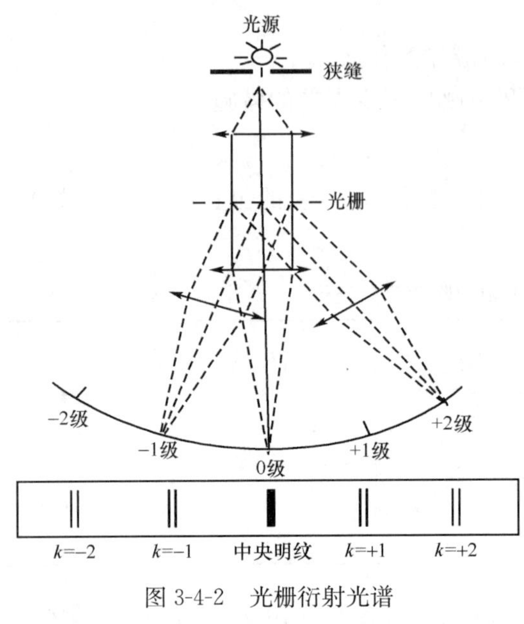

图 3-4-2　光栅衍射光谱

当一束平行单色光垂直照射光栅平面时，则发生衍射。同时这些狭缝也将成为相干光源，因此通过各条狭缝的光彼此也产生干涉，总效果便在透镜的焦平面 M 上形成衍射条纹，出现明条纹的条件是：

$$d\sin\theta = k\lambda \quad (k=0, \pm 1, \pm 2, \cdots) \tag{3-4-1}$$

式(3-4-1)中 θ 为衍射角，λ 为光波的波长，k 为明纹的级数，$k=0$ 的条纹称为中央亮纹(零级像)，$k=\pm 1, \pm 2, \cdots$ 为该色光的一级、二级、… 亮纹，如图 3-4-2 所示，正负号表示谱线对于零级来说，是左、右对称排列的。对于复色光，$k=0$，各色波长的亮纹重叠在一起；而 $k=\pm 1, \pm 2, \cdots$ 则随波长的不同而在不同的位置分别形成亮纹。由光栅方程(3-4-1)可知，在同一级亮纹中，波长越长者，其衍射角越大，越是位于该级谱线的外侧。

本实验是采用钠光灯作光源，利用分光仪测定衍射角的。如果光栅常数 d 为已知，则可用式(3-4-1)求出钠(黄)光的波长 λ。

分光仪是精确测量角度和观察光谱的光学仪器。分光仪有多种类型，工作原理基本相同。

1. JJY-1 型分光仪的结构　JJY-1 型分光仪的结构如图 3-4-3 所示，主要由下列四部分组成。

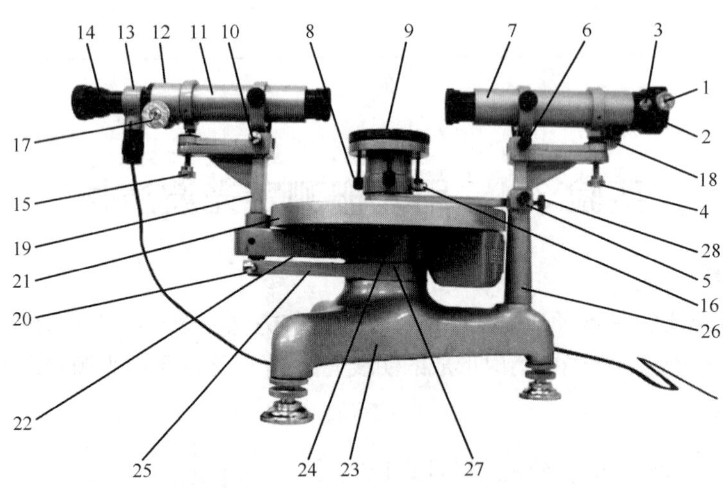

图 3-4-3　JJY-1 型分光仪的结构

1.狭缝宽度调节螺母；2.狭缝体；3.狭缝体锁紧螺钉；4.狭缝体高低调节螺母；5.游标盘微调螺母；6.平行光管水平调节螺钉；7.平行光管部件；8.载物台调节螺钉；9.载物台；10.望远镜水平调节螺钉；11.望远镜部件；12.目镜锁紧螺钉；13.阿贝式自准直目镜；14.目镜视度调节螺母；15.望远镜光轴高低调节螺钉；16.载物台锁紧螺钉；17.物镜焦距调节螺母；18.会聚透镜焦距调节螺母；19.支臂；20.望远镜微调螺钉；21.刻度盘；22.转座；23.底座；24.刻度盘止动螺钉；25.制动架；26.立柱；27.望远镜止动螺钉；28.游标盘止动螺钉

(1) 平行光管：平行光管与底座固连，其作用是发出平行光，结构如图 3-4-4 所示。管的一端是物镜，固定在 A 筒上，另一端是可以调节宽度的狭缝 2，安装在可滑动的 B 筒上。通过调节会聚透镜调节螺母 18(参见图 3-4-3)可改变 B 筒的位置，使狭缝位于物镜焦平面上，此时，如果狭缝被前面的光源照亮，从狭缝发出的光经物镜后就成为平行光。

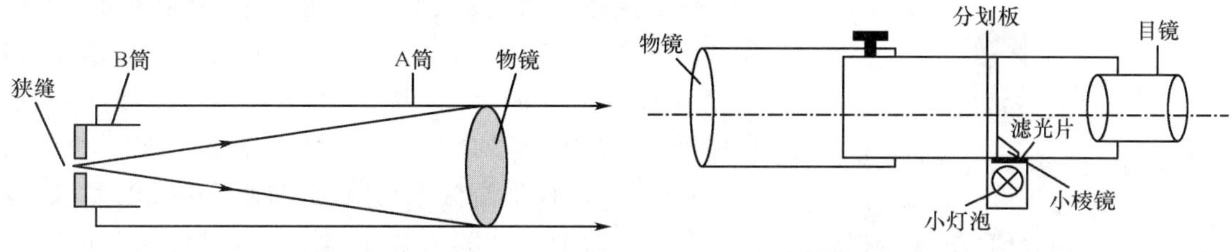

图 3-4-4　平行光管结构图　　　图 3-4-5　望远镜结构图

(2) 望远镜：分光仪中的望远镜用来观察平行光。它由物镜、目镜、分划板、小棱镜等组成，如图 3-4-5 所示。在分划板与棱镜接触面上镀了一层不透光的薄膜，并在薄膜上刻画出一个透光的“＋”字窗。小灯泡发出的光透过绿色滤光片射到棱镜上，并经棱镜的斜面反射透过“＋”字窗后，向望远镜的物镜方向射出。从目镜往里看，可看到分划板和棱镜的正面像，如图 3-4-6 所示。M、O、N 分别为竖直和水平的调整用准线，P 为透光“＋”字窗，Q 为小棱镜。透光“＋”字窗与分划板上的准线在同一平面上，称为准线平面。适当调节目镜与准线平面的距离，便可从目镜看清准线和透光“＋”字窗。调节准线平面与物镜的距离，使准线平面落在物镜的焦平面上，则从“＋”字窗透出的光经物镜射出后变成一束平行光。如图 3-4-7 所示，此光若遇到载物台上与光轴垂直的反射平面镜，则被反射回望远镜筒里。因为物镜焦平面与准线平面重合，故反射回来的平行光经物镜聚焦所成的绿色“＋”字像与分划板准线必在同一平面上，从目镜看进去，用晃头法检查应无视差。这时，用望远镜观察来自平行光管的平行光，则平行光管上狭缝的像就会落在望远镜的准线平面上。如图 3-4-8 所示，这是保证角度测读准确的条件之一(当平面镜与望远镜的光轴垂直时，从目镜可看见平面镜反射回来的绿色“＋”字像正好在图 3-4-9 所示的位置上)。

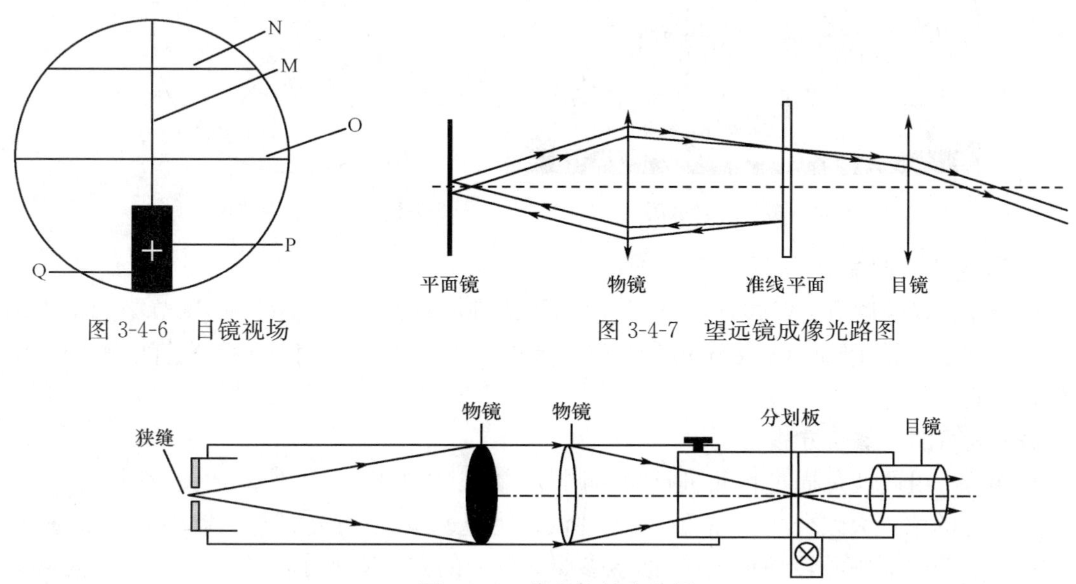

图 3-4-6　目镜视场　　　图 3-4-7　望远镜成像光路图

图 3-4-8　分光仪的光路图

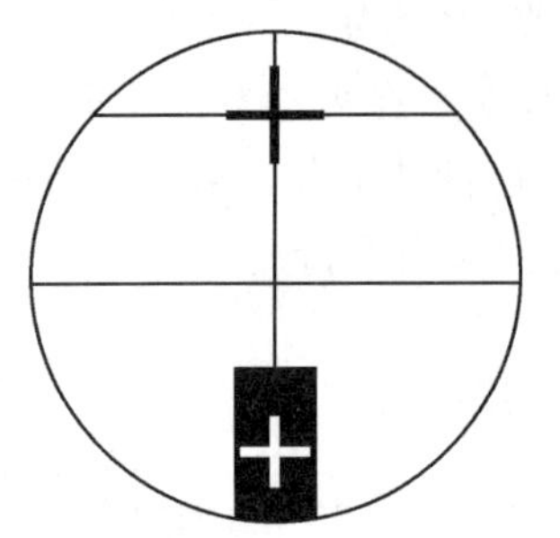

图 3-4-9 绿色“+”字像的标准位置

(3) 载物台:载物台用于放置被测物和光学器件(如平面镜、光栅、三棱镜等),它下方有三个调节螺钉,可调节载物台平面与中心转轴垂直,或调节被载物的光学表面与中心转轴平行。

(4) 读数装置:读数装置由可绕中心轴转动的刻度盘和游标盘组成。刻度盘上刻有 720 个等分的刻线,最小分度值为 30′,游标盘的精密度为 1′。按照游标的读数原理,以游标的零线为准,从刻度盘读出度值和分值(每格 30′),再找到游标上与刻度盘刚好对准的刻线,读出 30′ 以下的分值(游标每格代表 1′),把两个数值相加即为游标零线指示的角度值 Φ。

图 3-4-10 给出了一个读数示例。若游标与刻度盘刻线对准的位置如图中箭头所示,则刻度盘的读数值为 212°30′,游标的读数值为 11′,游标零线指示的角度值 Φ 为:

$$\Phi = 212°30' + 11' = 212°41'$$

图 3-4-3 中 24 为刻度盘的止动螺钉。28 为游标盘(与望远镜连成一体)的止动螺钉。

为消除由于刻度盘和游标盘的转盘中心不重合而引起的误差,分光仪的游标盘上设有左右两个读数部位,测量望远镜的实际转角 θ 时,应同时读出左右两侧的读数。θ 按下式计算:

$$\theta = \frac{[(\Phi_2 - \Phi_1) + (\Phi'_2 - \Phi'_1)]}{2} \tag{3-4-2}$$

式(3-4-2)中 Φ_1、Φ_2 为同一侧起、止读数,Φ'_1、Φ'_2 为另一侧的起、止读数,如图3-4-11所示。

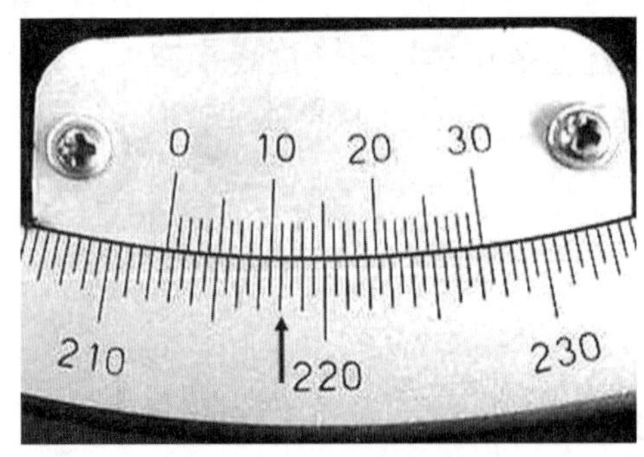

图 3-4-10 读数示例

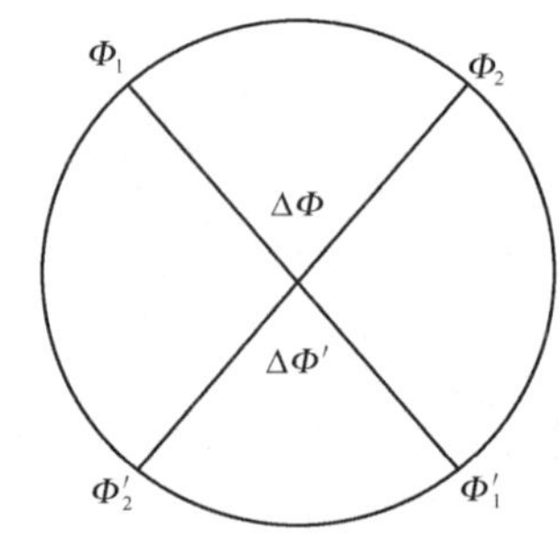

图 3-4-11 刻度盘旋转角示意图

2. 分光仪的调节

(1) 分光仪的调节主要包括:①调节望远镜使其能够观察平行光。②调节望远镜光轴与分光仪中心转轴垂直。③调节平行光管使其出射平行光。④调节平行光管的光轴与中心转轴垂直。

(2) 调节的步骤与方法

1) 粗调:粗调就是通过目测进行简单调节。用眼睛观察一下,使望远镜、载物台、平行光管等部件的位置大致合适。如图 3-4-12 所示,使望远镜、平行光管与仪器中心转轴垂直;载物台平面与仪器中心转轴垂直;平面镜参照 a、b、c 的方位安放于载物台上(a、b、c 是载物台下标号 8 的三个调平螺钉)。

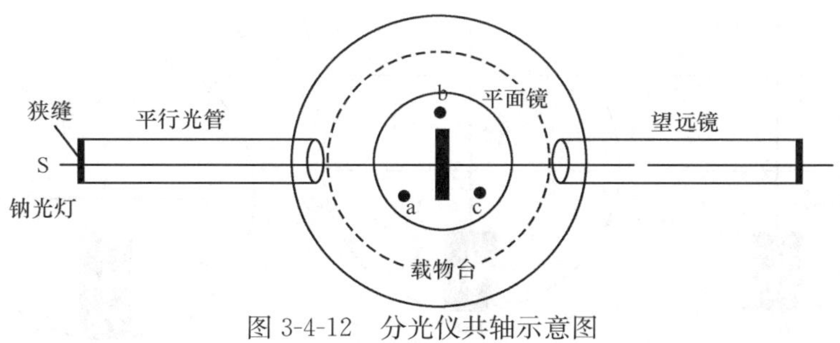

图 3-4-12　分光仪共轴示意图

2）细调：以下调节步骤可参考图 3-4-3。

A. 调望远镜使其能够观察平行光。

• 调目镜与准线平面的距离（调节螺母 14）：接通小灯泡，从目镜中便可看到分划板上的准线和“＋”窗的像，调节螺母 14，使之清晰（该项调节可因观察者的眼而异）。

• 调准线平面与物镜的距离（调节螺母 17）：转动载物台，先放松载物台锁紧螺钉 16 或移动望远镜筒，使平面镜的镜面正对望远镜。在望远镜内找到从平面镜反射回来的绿“＋”像。调节螺母 17，使绿“＋”形的反射像清晰，并用晃头法（即上下、左右改变视线）检查该像与分划板上的准线是否有相对位移（即视差）。若无视差，则说明绿“＋”像与分划板的准线已在物镜的焦平面上，由此发出的光经物镜变为平行光射出，它再经平面镜反射，然后透过物镜返回望远镜内，则必在物镜的焦平面上成一实像。适度调节螺母 17、14，使该像清晰而且视差最小。

B. 望远镜的光轴与分光仪的中心转轴垂直的调节：望远镜调至能够观察平行光后，平面镜仍竖置于载物台上。旋转载物台 180°，可使望远镜分别对准平面镜的两个光学平面。如果望远镜的光轴与分光仪中心转轴垂直，平面镜面又与中心转轴平行，则旋转载物台时，从望远镜中观察到从平面镜的两个面分别反射回来的绿色“＋”字像都可落在如图 3-4-9 所示的位置上。如果从平面镜的两个面分别反射回来的绿色“＋”字像都不落在如图 3-4-9 所示的位置上，则按如下方法调节。

• 如果反射像在载物台转 180°之后，始终在调整用的准线 N 的上方或下方的同一位置，说明平面镜的反射平面与中心轴平行，此时只需调节望远镜的倾斜度（调螺钉 15），使绿色“＋”字像落在如图 3-4-9 所示位置。

• 如果反射像在准线 N 的上下对称分布，说明望远镜光轴已垂直中心转轴，只需调节载物台的倾斜度螺钉 a、c，使绿色“＋”字像落在如图 3-4-9 所示位置。

• 如果观察到的两个“＋”字像不在同一位置，或一个偏高一个偏低（如图 3-4-13），或只能看到一个时，应采用“二分之一”（即望远镜的倾角、载物台水平面各调一半）调节法来调节：将望远镜对准平面镜的一个光学面，若看见如图 3-4-13(a)所示的图像时，则调节望远镜的倾角（调螺钉 15），使“＋”字像向分划板的调整用准线 N 靠拢，上升 $x/2$ 的距离，如图 3-4-13(b)所示；再调节载物台下的 a(或 c)螺钉，使“＋”字像中心继续向分划板的 N 准线靠拢至重合。然后，旋转载物台 180°，继续使用“二分之一”的调节法，使另一个面的反射像也与分划板调整用准线 N 重合。如此反复调节多次，直至旋转载物台时，从平面镜的两个光学面分别反射回来的绿“＋”字像都在如图 3-4-9 所示的位置上重合为止。至此望远镜已调好，以后不再调节螺母 17 和螺钉 15。

C. 调节平行光管出射平行光：望远镜调节好后，移动支臂 19，将望远镜对准平行光管，用钠光灯照亮狭缝，调节螺母 1 使光缝较细。微微松开锁紧螺钉 3，转动螺母 18，同时转动

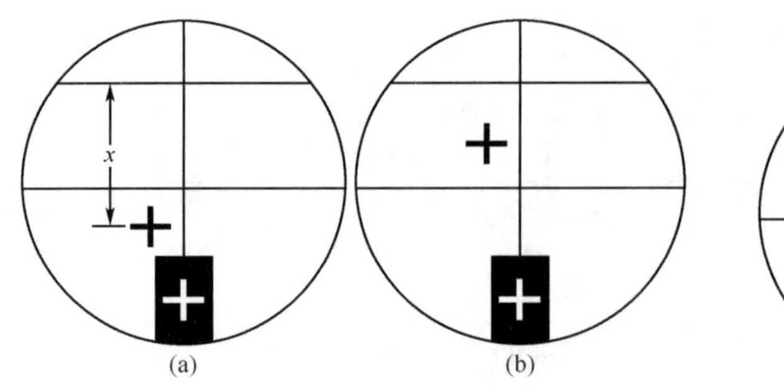

图 3-4-13 “二分之一”调节法示意图

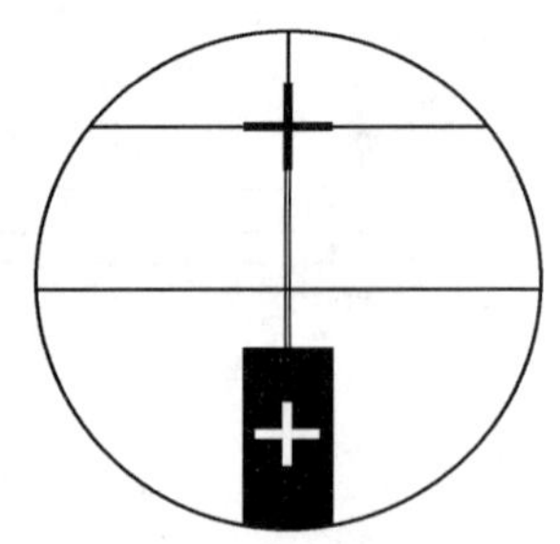

图 3-4-14 像的标准位置

B筒，并微调螺钉20，移动望远镜，使从望远镜中看到狭缝的像清晰、与分划板上的竖直准线重合，并且无视差。这时平行光管产生的光已是平行光。

D. 调节平行光管的光轴与中心转轴垂直：转动B筒使狭缝水平，调节螺母4，使狭缝像与分划板上的水平准线重合，此时平行光管的光轴已与仪器中心转轴垂直。最后将狭缝转回竖直位置，使其像清晰，并与分划板上的竖直准线重合、且无视差时(图3-4-14)，固定B筒。至此，分光仪已调好。

【实验内容与步骤】

1. 粗调 目测使平行光管望远镜大致在同一直线上。

2. 目镜的调焦 透过目镜清晰地看到分划板上的准线刻度。

3. 望远镜的调焦 看到清晰的绿色“+”字像，且无视差。

4. 调整望远镜的光轴与旋转主轴垂直 两次看到的绿色“+”字均能与分划板上端的交叉线重合。必须采用“二分之一”的调节方法。

5. 平行光管的调焦 取下平面镜，打开钠光灯，调节平行光管物镜与狭缝的距离及狭缝宽度，能看到清晰的细亮线；旋转狭缝，使亮线水平，调节平行光管倾斜度，使亮线与水平准线重合；恢复狭缝的垂直位置。

6. 放上光栅，开始观察谱线 将光栅按原平面镜的方位放在载物台中央，手持望远镜支臂19转动望远镜(注意必须按此法转动望远镜)对准平行光管。锁紧螺钉24，调微调螺钉20，使狭缝像与竖直准线重合。锁定载物台(调螺钉16)。

松开螺钉24，转动望远镜可看到钠光的多级谱线(除零级线外都是黄色双线)，如图3-4-15所示。调节载物台螺钉b(a、c切勿再动)使谱线的高度相同，同时适当调节狭缝宽度，使谱线尽可能锐细并足够亮(以能分辨±2级像的双线为准，调节时动作要轻，以免破坏了平行光管的光轴与仪器转轴间的垂直关系)。

7. 测 $k=\pm 2$ 级的黄色双线的衍射角

(1) 锁定望远镜止动螺钉27，顺着一个方向转动望远镜，使竖直准线依次对准$-2(\lambda_2$、$\lambda_1)$级、零级、$+2(\lambda_1$、$\lambda_2)$级五条谱线(图3-4-15)，分别从左、右两侧读出各条谱线的位置，记入相应的表格内。

(2) 重复步骤(1)，再测一次，分别计算同次测量中的各谱线的衍射角，再分别计算λ_1和λ_2的二级衍射角。

(3) 计算钠光(黄色)的波长λ_1、λ_2，并将结果分别与公认值($\lambda_{1公}=588.99$nm、$\lambda_{2公}=589.59$nm)比较，计算测量的百分偏差。

【注意事项】

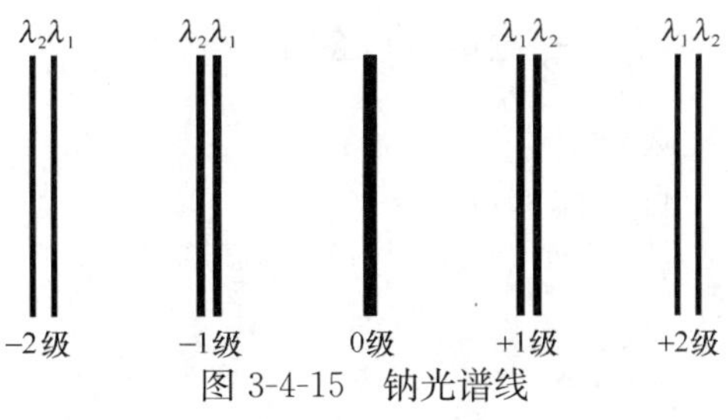

图 3-4-15　钠光谱线

(1) 光学仪器的精密度尤与其光学表面的情况有关，故应注意保护；不使用时，应将镜头盖上，以防微尘随空气飘附其上，切勿用手直接接触各光学表面，因指纹中的油渍、汗渍会损蚀这些表面；如发现光学表面上有污物、粉尘则应及时报告教师，并只能用专用镜头纸沿一个方向擦去。

(2) 因分光仪的调节比较麻烦，为了保证让本班和下一班同学的实验能够顺利进行，我们规定凡在实验指导内未交代操作的螺钉，绝对不可自行旋动！

(3) 测量谱线的衍射角时，要先将度盘锁定并顺着一个方向转动望远镜。

(4) 分光仪上的螺钉，水平方向上的通常是起锁定作用，竖直方向上的起调节竖直高度的作用，调节时应根据它们的作用进行。

【思考题】

(1) 分光仪由哪几部分组成？各起何作用？

(2) 调节好分光仪的具体要求是什么？

(3) 当调节好望远镜使其适合观察平行光时，如果看不到从平面镜反射回来的绿色"+"字像，可能的原因是什么？怎样调节？

(4) 如果光栅平面与平行光管光轴不垂直，则谱线的分布图有什么变化？

(5) 如果发现光谱线倾斜，这说明什么问题？如何调整？

【数据记录与处理】

见表 3-4-1，表 3-4-2。

光栅常数＝____________

表 3-4-1　左侧读数

测量次数	−2 级线读数				0 级线读数	+2 级线读数			
	λ_2		λ_1		Φ_0	λ_1		λ_2	
	Φ_2	$\Delta\Phi_2=\Phi_2-\Phi_0$	Φ_1	$\Delta\Phi_1=\Phi_1-\Phi_0$		Φ_1	$\Delta\Phi_1=\Phi_0-\Phi_1$	Φ_2	$\Delta\Phi_2=\Phi_0-\Phi_2$
1									
2									
平均值									
	$\overline{\Delta\Phi_1}=$					$\overline{\Delta\Phi_2}=$			

表 3-4-2　右侧读数

测量次数	−2 级线读数				0 级线读数	+2 级线读数			
	λ_2		λ_1		Φ'_0	λ_1		λ_2	
	Φ'_2	$\Delta\Phi'_2=\Phi'_2-\Phi'_0$	Φ'_1	$\Delta\Phi'_1=\Phi'_1-\Phi'_0$		Φ'_1	$\Delta\Phi'_1=\Phi'_0-\Phi'_1$	Φ'_2	$\Delta\Phi'_2=\Phi'_0-\Phi'_2$
1									
2									
平均值									
	$\overline{\Delta\Phi'_1}=$					$\overline{\Delta\Phi'_2}=$			

$\theta_{\lambda 1}=\frac{1}{2}(\overline{\Delta\Phi_1}+\overline{\Delta\Phi'_1})=$ $\theta_{\lambda 2}=\frac{1}{2}(\overline{\Delta\Phi_2}+\overline{\Delta\Phi'_2})=$

$\lambda_1=$ $\lambda_2=$

百分偏差：$B_1=$ $B_2=$

（叶淑群）

实验 3-5 偏振光实验

【实验目的】

（1）观察光的偏振现象，加深偏振的基本概念。掌握产生和检验偏振光的原理和方法，观察糖水溶液的旋光现象。

（2）观察和测定布儒斯特角等。

【实验器材】

WZP 型偏振光演示仪、白屏、分光仪。

【实验原理】

1. 偏振器 偏振器一般指线偏振器，它们是这样一种光学元件：只允许电矢量沿某一特定方向的线偏振光通过，这个特定方向叫透射轴方向。用来产生偏振光的偏振器称为起偏器，用来检验偏振光的偏振器称为检偏器，如图 3-5-1 所示。实际上，能产生偏振光的器件，同样可用作检偏器。

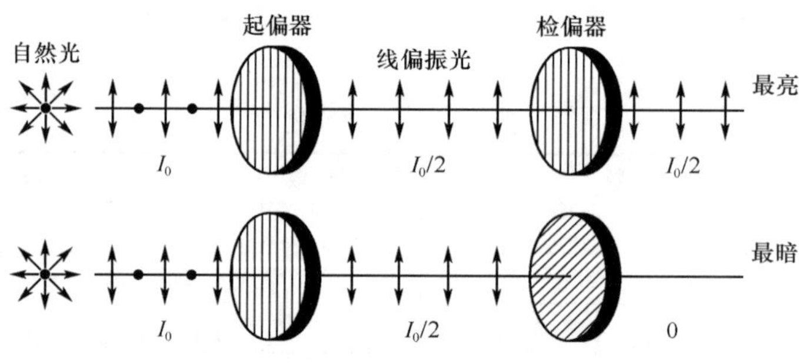

图 3-5-1 起偏器和检偏器

2. 马吕斯定律 强度为 I_0 的平面偏振光通过检偏器后的光强 I 为：

$$I=I_0\cos^2\theta$$

其中 θ 为入射偏振光的偏振方向与检偏器偏振轴之间的夹角，上述关系称为马吕斯(Malus)定律，它表示改变 θ 角可以改变透过检偏器的光强。当 $\theta=0°$时，透射光强达最大值；当 $\theta=90°$时，透射光强为极小值(消光状态)；当 $0°<\theta<90°$时，透射光强介于最大值和最小值之间。

3. 获得偏振光的常用方法

（1）由反射产生平面偏振光：通常自然光在两种媒质的界面上反射和折射时，反射光和折射光都将成为部分偏振光。当入射角增大到某一特定值 φ_0 时，反射光线与折射光线互相垂直，此时反射光成为完全偏振光，其振动面垂直于入射面，如图 3-5-2 所示，这时入射角 φ_0 称为布儒斯特角，也称为起偏角。根据反射定律有：$\tan\varphi_0 = \frac{n_2}{n_1} = n_{21}$，此式称为布儒斯特定律。

反射光线的偏振状态可用一偏振片来检验。旋转偏振片，如果有明暗变化，但没有全黑的位置，此时反射光是部分偏振光。当旋转偏振片时，有最亮和全黑的位置，说明反射光已是全偏振光。这时入射角就是布儒斯特角。

(2) 多层玻璃片的折射：当自然光以布儒斯特角 φ_0 入射到由多层平行玻璃片重叠在一起构成的如图 3-5-3 所示的玻璃片堆上时，由于在各个界面上的反射光都是振动面垂直入射面的线偏振光，故经过多次反射后，透出来的透射光也就接近于振动方向平行于入射面的线偏振光。

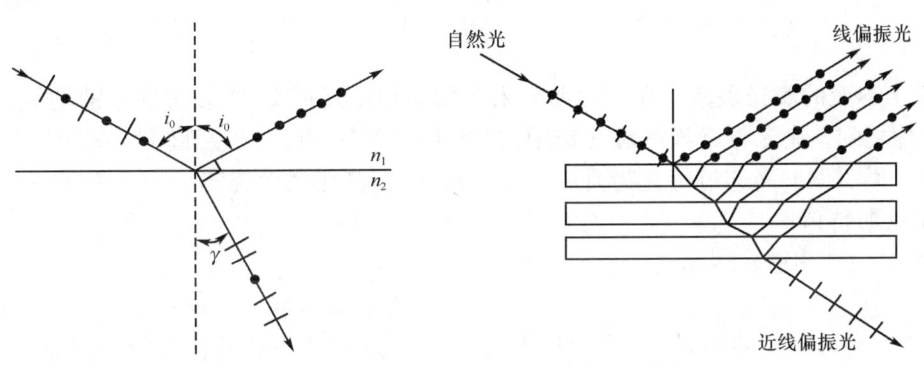

图 3-5-2　反射产生平面偏振光　　图 3-5-3　玻璃堆

(3) 二向色性起偏：某些有机化合物晶体具有二向色性，它往往吸收某一振动方向的入射光，而与此方向垂直振动的光则能透过，从而可获得线偏振光。利用这类材料制成的偏振片可获得较大截面积的偏振光束，但由于吸收不完全，所得的偏振光只能达到一定的偏振度。

4. 旋光现象　如图 3-5-4 所示，线偏振光通过某些物质的溶液（如蔗糖溶液）后，偏振光的振动面将旋转一定的角度，这种现象称为偏振面的旋转，或称为旋光现象。许多物质具有这样的本领，如石油、酒石酸、石英、朱砂等，称为“旋光物质”。

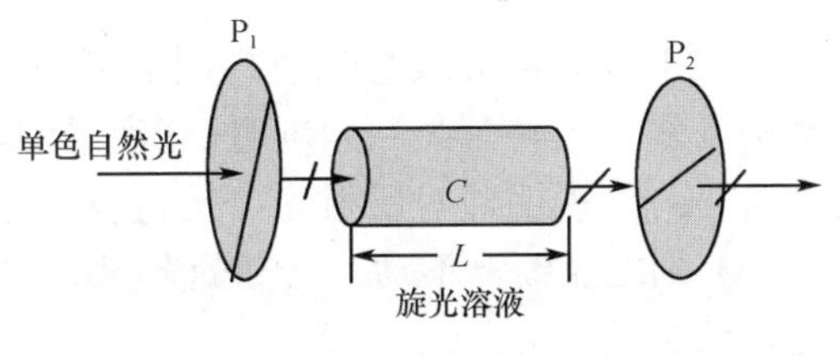

图 3-5-4　旋光现象

当观察者迎着射来的光线看去，振动面顺时针方向旋转的物质称为右旋物质；振动面反时针方向旋转的物质称为左旋物质。

【实验内容与步骤】

1. 起偏和检偏、鉴别自然光与偏振光　用 WZP 型偏振光演示仪观察起偏和检偏，仪器结构如图 3-5-5 所示。

(1) 在导轨上放置灯源、两偏振片和白屏，靠光源的偏振片为起偏器，另一偏振片为检偏器，在起偏器后放置白屏，旋转起偏器，观察光屏上光斑强度的变化情况。

(2) 在检偏器后放置白屏，固定起偏器的方位。旋转检偏器观察到光强发生变化，旋转 360°，观察光屏上光斑强度的变化情况。有几个消光方位？固定检偏器，旋转起偏器可产生同样的现象。

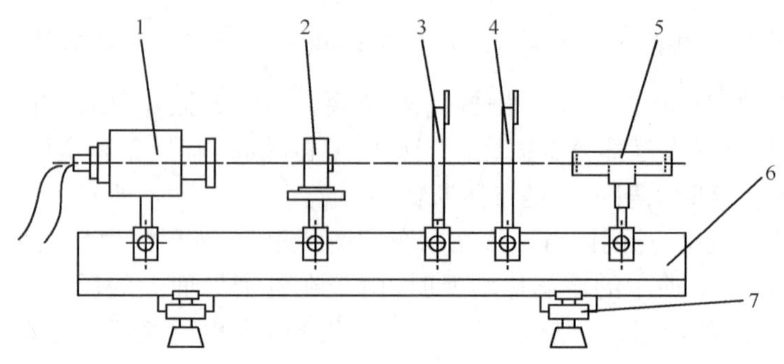

图 3-5-5　WZP 型偏振光演示仪

1. 灯源；2. 玻璃堆；3. 起偏器；4. 检偏器；5. 旋光管；6. 导轨；7. 调平支架

2. 糖水溶液的旋光现象　在灯源前放入两偏振片使其正交，将装有糖溶液的旋光管放入两偏振片之间。由于糖溶液的旋光作用，视场由暗变亮，将偏振片旋转某一角度后，视场由亮变暗。说明偏振光透过旋光物质后仍是偏振光，但其振动面旋转了一个角度。

3. 布儒斯特角

(1) 按图 3-5-6 摆好玻璃堆。

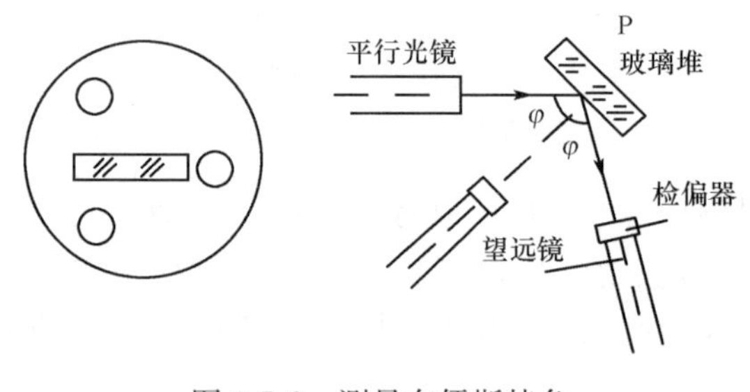

图 3-5-6　测量布儒斯特角

(2) 调节好分光仪。

(3) 把平行光管的狭缝调到适当宽度。点亮白炽灯照亮狭缝，让平行光管发出的光线照到玻璃堆上。在望远镜中找到反射光的像，调平行光管使狭缝的像最清晰。

(4) 在望远镜的物镜位置放置偏振片。旋转偏振片使其处于较暗的位置。旋转刻度盘以改变入射角 φ_0，同时转动望远镜，使从玻璃堆 P 反射的光线总是射入望远镜中。在望远镜中观察反射光亮度的改变，可见到亮度渐渐变弱。当转到某一角度时，亮度最弱，接近全暗。再旋转一下偏振片，如果亮度由黑变亮，再变黑，说明此时反射光已是直线偏振光。记下望远镜位置的两个读数($\theta_{反}$，$\theta'_{反}$)。

(5) 刻度盘锁上不动。转望远镜到玻璃堆的法线位置。记下望远镜位置的两个读数($\theta_{法}$，$\theta'_{法}$)。

(6) 布儒斯特角为：

$$\varphi_0 = T_1 - T_2 = \frac{1}{2}[(\theta_{反} - \theta_{法}) + (\theta'_{反} - \theta'_{法})]$$

重复测 3 次，数据记入表格中。

【注意事项】

(1) 注意保护光学仪器，不要用手触摸光学镜头。

(2) 因分光仪的调节较麻烦，凡教师不要求调的旋钮不可自行旋动。

【思考题】

(1) 通过起偏和检偏的观测，应当怎样鉴别自然光和偏振光？

(2) 两片正交偏振片中间再插入一偏振片会有什么现象？怎样解释？

(3) 偏振光的获得方法有哪几种？

(4) 玻璃平板在布儒斯特角的位置上时，反射光束是什么偏振光？它的振动是在平行于入射面内还是在垂直于入射面内？

【数据记录与处理】

见表 3-5-1。

表 3-5-1　布儒斯特角的测定

次数	左窗读数			右窗读数		
	$\theta_{反}$	$\theta_{法}$	$\theta_{反}-\theta_{法}$	$\theta'_{反}$	$\theta'_{法}$	$\theta'_{反}-\theta'_{法}$
1						
2						
3						
平均值						
布儒斯特角						

（陈英华）

实验 3-6　透镜成像规律及焦距的测量

【实验目的】

(1) 观察透镜成像的规律和特点。

(2) 学习测量透镜焦距的几种方法。

(3) 掌握简单光路的调整方法。

【实验器材】

CXJ-1 型光具座(全套)、凸透镜、凹透镜、平面镜、“↑”字形开孔物屏、像屏、白炽灯光源。

【实验原理】

1. 薄透镜成像公式　透镜是由两个共轴折射面构成的光学系统，两个折射面之间是均匀的透明介质。当透镜的两个折射面在其光轴上的间隔(即厚度)与其焦距、物距、像距及表面曲率半径相比很小，可以忽略时，这种透镜称为薄透镜。透镜可分为凸透镜和凹透镜两类。凸透镜有使光线会聚的作用，即当一束平行于凸透镜主光轴的光线通过凸透镜后，将会聚于主光轴上的一点，此会聚点 F 称为该凸透镜的焦点。凸透镜光心 O 到焦点 F 的距离，称为它的焦距 f，如图 3-6-1 所示。凹透镜有使光线发散的作用，即当平行于凹透镜主光轴的光线通过凹透镜后，将偏离主光轴，成发散光束，发散光的延长线与主光轴的交点 F 称为该凹透镜的焦点。凹透镜光心 O 到焦点 F 的距离称为它的焦距 f，如图 3-6-2 所示。

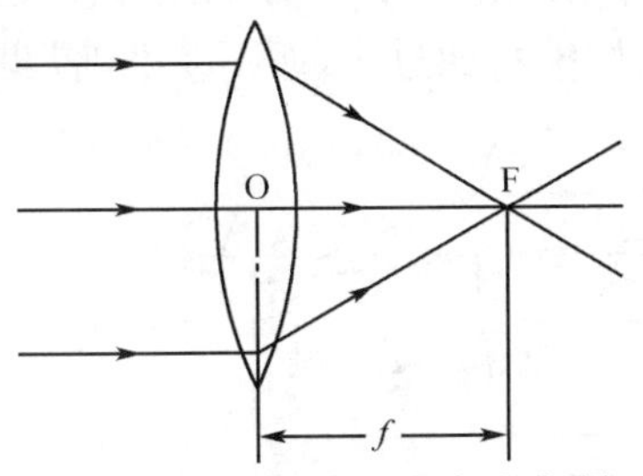

图 3-6-1　凸透镜的焦点和焦距

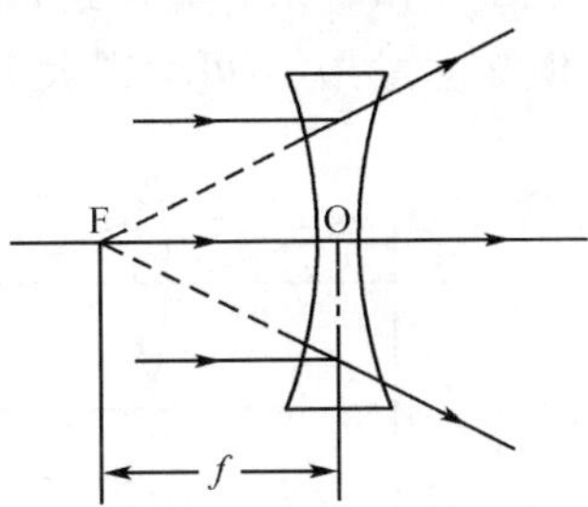

图 3-6-2　凹透镜的焦点和焦距

近轴光线是指通过透镜中心部分与主轴夹角很小的那一部分光线。在近轴光线条件下，薄透镜成像的规律可用下式表示：

$$\frac{1}{u}+\frac{1}{v}=\frac{1}{f} \tag{3-6-1}$$

式(3-6-1)中 u 为物距，v 为像距，f 为透镜焦距。u、v 和 f 均从透镜光心 O 算起。应用此式时的符号法则如下：对于实物、实像、实焦点（凸透镜），u、v、f 取正值；对于虚物、虚像、虚焦点（凹透镜），u、v、f 取负值。

2. 凸透镜焦距的测量原理

（1）自准法：如图 3-6-3 所示，当物体在凸透镜的焦平面上时，物体 AB 上各点发出的光线经过透镜折射后，各自分别形成平行光。如果在透镜 L 的像方用一个与主光轴垂直的平面镜 M 代替像屏，平面镜将这些平行光反射回去，反射光再次通过透镜后，仍会聚于透镜的焦平面上，在焦平面上成一大小与原物 AB 相等的倒立实像 A′B′。此时，物体与透镜之间的距离即为该透镜的焦距 f。这种测量透镜焦距的方法，称为自准法。这种方法能比较迅速、直接地测得焦距的数值。

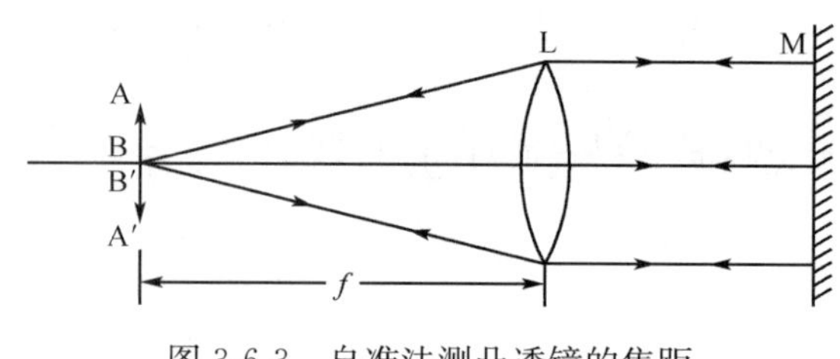

图 3-6-3 自准法测凸透镜的焦距

（2）物距像距法：根据薄透镜成像公式(3-6-1)，只要测出物距 u 和像距 v，即可求出透镜的焦距。

（3）二次成像法（共轭法）：如图 3-6-4 所示，使物屏与像屏之间的距离 l 大于 $4f$，沿光轴方向，移动透镜，当其位于 Ⅰ 和 Ⅱ 位置时，在像屏上，将分别获得一个放大的和一个缩小的像，设 Ⅰ 和 Ⅱ 位置之间的距离为 d，根据薄透镜成像公式(3-6-1)，在 Ⅰ 处有：

$$\frac{1}{u}+\frac{1}{l-u}=\frac{1}{f} \tag{3-6-2}$$

在 Ⅱ 处有：

$$\frac{1}{u+d}+\frac{1}{v-d}=\frac{1}{f} \tag{3-6-3}$$

因为 $v=l-u$，故联立式(3-6-2)和式(3-6-3)可解得：

$$u=\frac{l-d}{2} \tag{3-6-4}$$

将式(3-6-4)代入式(3-6-2)得：

$$f=\frac{l^2-d^2}{4l} \tag{3-6-5}$$

这种方法通过测定 l 和 d 来计算焦距，避免了在测量 u 和 v 时，由于估计透镜光心位置不准确带来的误差。但需注意：l 不可取得太大，否则缩小像过小，而不易准确判断成像位置。

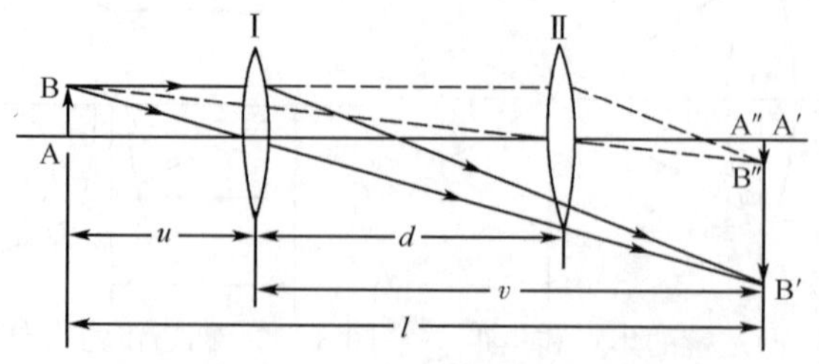

图 3-6-4 二次成像法测凸透镜的焦距

3. 凹透镜焦距的测量原理

(1) 自准法:如图 3-6-5 所示,将物点 A 置于凸透镜 L_1 的主光轴上,测出其成像位置 B,再将待测凹透镜 L_2 和一个平面镜 M 置于 L_1 和 B 之间,移动 L_2,使由 M 反射回去的光线经 L_2、L_1 后,仍成像于 A 点。此时,从凹透镜射到平面镜上的光将是一束平行光,B 点就是由 M 反射回去的平行光束的虚像点,也就是 L_2 的焦点,O_2 点至 B 点之间的距离就是待测凹透镜的焦距。

(2) 物距像距法:如图 3-6-6 所示,先使物点 A 发出的光线,经过凸透镜 L_1 后,会聚于像点 B。再将一个焦距为 f 的凹透镜 L_2 置于 L_1 和 B 之间,然后移动 L_2,至合适位置,由于凹透镜具有发散作用,像点将移到 B′点处。根据光线传播的可逆性原理,如果将物点置于 B′点处,则由物点发出的光线经 L_2 折射后,所成的虚像点将落在 B 点。根据薄透镜成像公式(3-6-1)可得:

$$f=\frac{uv}{u+v} \tag{3-6-6}$$

上式中 u 为正值、v 为负值,这样即可求出该凹透镜的焦距 f(f 为负值)。

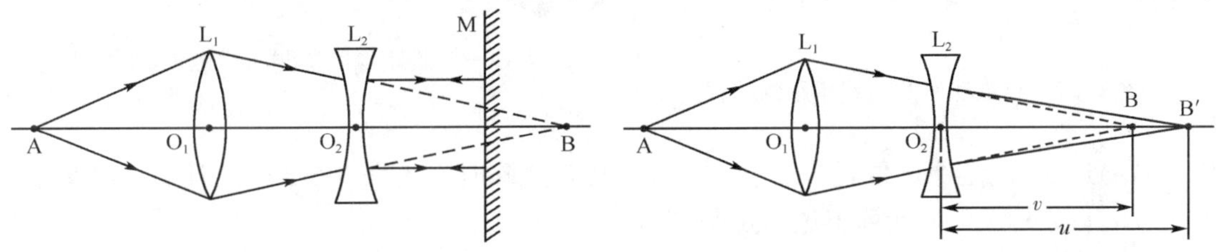

图 3-6-5 自准法测凹透镜的焦距　　图 3-6-6 物距像距法测凹透镜的焦距

【实验内容与步骤】

1. 光学元件同轴等高的调节

(1) 粗调:将照明光源、透镜、物屏、像屏等安置在光具座上,并将它们靠拢,调节高低、左右,使光源、物屏、像屏与透镜的中心大致在一条和导轨平行的直线上,并使各元件的平面互相平行,且垂直于导轨。

(2) 细调:主要依靠成像规律进行调节,本实验利用二次成像法进行调节。按图 3-6-4 光路,调节透镜主光轴的高低、方位,使主光轴上的物点 A 在透镜位于Ⅰ和Ⅱ位置时,两次成像的像点 A′、A″在像屏上重合,系统即达到了同轴等高。若不重合,可根据两次成像 A′、A″的位置进行分析,调节物点 A 或透镜的位置,使经过透镜后两次成像的 A′、A″位置重合,系统即达到同轴等高。

2. 凸透镜焦距的测定

(1) 自准法:将照明光源、"↑"字形开孔的物屏、凸透镜、平面镜按图 3-6-7 布置光路。调节平面镜使反射光落在物屏上,改变凸透镜至物屏的距离,直到物屏上出现一个清晰的倒立像为止。若倒像与物大小相等、成像清晰,记下物屏位置 x_P 和透镜位置 x,其所在位置由导轨上的标尺和滑座上的指标可读出,其间距即为凸透镜 L 的焦距。在实际测量时,常采用左右逼近法读数。即先使透镜由左向右移动,当像刚清晰时停止,记下透镜位置;再使透镜自右向左移动,在像清晰时又读一次。用左右逼近法,确定透镜位置 x,各测 1 次,把实验数据记入表 3-6-1 中,计算出透镜焦距 f 。

(2) 物距像距法:按图 3-6-8 布置光路。将凸透镜放在使 $u>2f$ 的某一位置,移动像屏,直到像屏上出现一个清晰的倒立像为止,记下物屏位置 x_P、透镜位置 x 和像屏位置 x_Q。

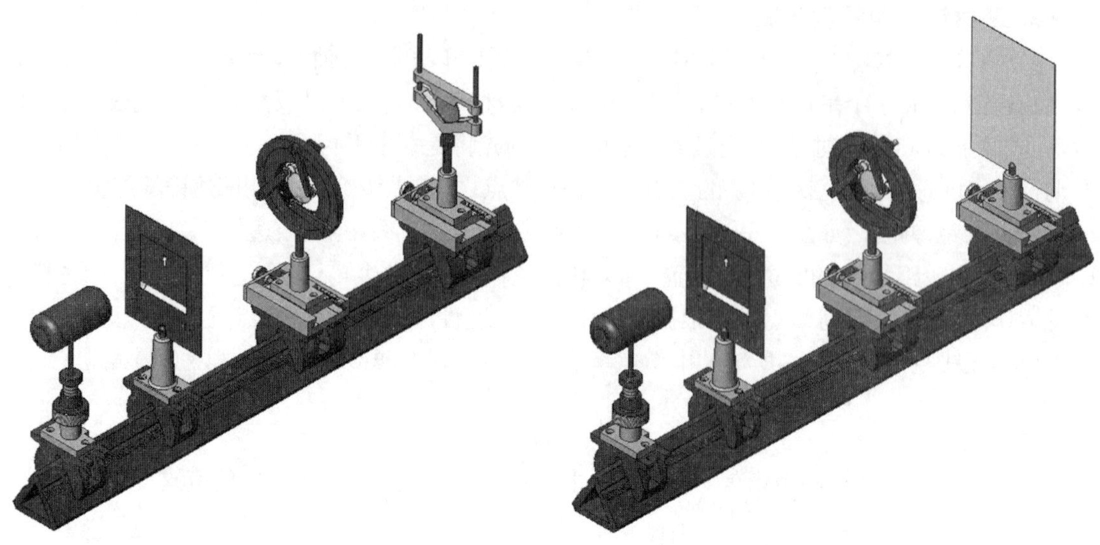

图 3-6-7 自准法测凸透镜焦距的装置

图 3-6-8 物距像距法测凸透镜焦距的装置

用左右逼近法，确定像屏位置 x_Q，各测 1 次，把实验数据记入表 3-6-2 中。计算出物距 u 、像距 v ，并按式(3-6-1)计算出透镜焦距 f 。

(3) 二次成像法：按图 3-6-8 布置光路。取物屏与像屏之间的距离 $l > 4f$ ，移动透镜，当像屏上分别出现清晰的放大像和缩小像时，记下物屏位置 x_P、透镜位置 x 和像屏位置 x_Q。用左右逼近法，确定透镜位置 x ，各测 1 次，把实验数据记入表 3-6-3 中。计算出透镜移动的距离 d 和物屏与像屏距离 l ，并按式(3-6-5)计算出透镜焦距 f 。

(4) 观察凸透镜成像规律：按图 3-6-8 布置光路。依次使物距 $u > 2f$，$u = 2f$，$2f > u > f$，$u = f$，$u < f$ ，观察成像的位置及像的特点，总结物距变化时，相应的像距变化规律和像的性质，把实验结果记入表 3-6-4 中。

3. 凹透镜焦距的测定

(1) 自准法：按图 3-6-5 布置光路。先使用凸透镜辅助成一放大实像于像屏，记下此时像屏位置 x_Q。然后将待测凹透镜和一个平面镜置于凸透镜和像屏之间，前后移动凹透镜，直到在物屏上获得清晰的像为止，调整凹透镜上下左右的位置，使物、像中心同高，记下此时凹透镜位置 x ，则凹透镜到像屏的距离就是待测凹透镜的焦距。用左右逼近法，确定凹透镜位置 x ，各测 1 次，把实验数据记入表 3-6-5 中，计算出凹透镜焦距 f 。

(2) 物距像距法：按图 3-6-6 布置光路。先使用凸透镜辅助成一缩小实像于像屏，记下此时像屏的位置 x_B。然后在凸透镜和像屏之间，放入待测凹透镜，将像屏移后，直到再次获得清晰的像，记下此时像屏的位置 x'_B和凹透镜的位置 x。确定像屏位置 x_B 和 x'_B时，仍需用左右逼近法。把实验数据记入表 3-6-6 中，计算出物距 u 、像距 v ，并按式(3-6-6)计算出透镜焦距 f 。

【注意事项】

(1) 对光学元件要轻拿轻放，特别要防止摔落。不使用的光学元件应随时放进专用的盒子内并放在桌子的里侧。

(2) 不准用手触摸光学元件的表面。需用手拿光学元件时，只能接触其边缘、上下底面等非光学表面。

(3) 调整光学仪器时，要耐心细致，需要一边观察一边调整，动作要轻、慢，严禁野蛮操作。

(4) 由于人眼对成像的清晰度分辨能力有限，所以观察到的像在一定范围内都清晰。为了减小误差，记录数值时应使用左右逼近法。

【思考题】

(1) 如何调节光学元件同轴等高？为什么要进行此调节？

(2) 如何确定像最清晰的位置？

(3) 用二次成像法测凸透镜焦距时，为什么必须满足条件 $l>4f$？

(4) 用自准法和物距像距法测凹透镜焦距时，对第一次凸透镜所成的像各有何要求？

【数据记录与处理】

见表 3-6-1～表 3-6-6。

表 3-6-1　自准法测凸透镜的焦距

次数	透镜位置 x(cm)	透镜焦距 $f=\|x-x_P\|$(cm)
1		
2		
平均值		

物屏位置 $x_P=$________ cm

表 3-6-2　物距像距法测凸透镜的焦距

次数	像屏位置 x_Q(cm)	像距 $v=\|x_Q-x\|$(cm)	透镜焦距 f(cm)
1			
2			
平均值			

物屏位置 $x_P=$________ cm　　　　透镜位置 $x=$________ cm

物距 $u=\|x-x_P\|=$________ cm

表 3-6-3　二次成像法测凸透镜的焦距

次数	透镜位置 x_1(cm)	透镜位置 x_2(cm)	透镜移动的距离 $d=\|x_2-x_1\|$(cm)	透镜焦距 f(cm)
1				
2				
平均值				

物屏位置 $x_P=$________ cm　　　　像屏位置 $x_Q=$________ cm

物屏与像屏距离 $l=\|x_Q-x_P\|=$________ cm

表 3-6-4　凸透镜成像规律

物距 u	像距 v	像的正倒	像的大小	像的虚实
$u>2f$				
$u=2f$				
$2f>u>f$				
$u=f$				
$u<f$				

表 3-6-5 自准法测凹透镜的焦距

次数	凹透镜位置 x(cm)	凹透镜焦距 $f=-\mid x_Q-x\mid$(cm)
1		
2		
平均值		

像屏位置 $x_Q=$________ cm

表 3-6-6 物距像距法测凹透镜的焦距

次数	像屏位置 x_B (cm)	像屏位置 x'_B (cm)	凹透镜的物距 $u=\mid x'_B-x\mid$ (cm)	凹透镜的像距 $v=-\mid x_B-x\mid$ (cm)	凹透镜的焦距 f (cm)
1					
2					
平均值					

凹透镜位置 $x=$________ cm

（冯永振）

实验 3-7 超声探测

【实验目的】

(1) 了解超声波测距的原理。

(2) 学习使用超声波诊断仪测物体的厚度。

【实验器材】

CTS-5 型超声波诊断仪、医用超声探头(2.5MC)及连线、水槽、直尺(15cm)、有机玻璃试块(40mm)、耦合剂(甘油或石蜡油)。

【实验原理】

1. 超声探测原理 超声波是一种频率高、波长短、方向性强、能量集中的机械波,能够在不同的媒质中传播,并可在媒质的界面产生反射、折射等现象。

超声测距就是利用超声波在传播过程中,可在媒质的界面上产生反射的特性,接收反向回波,测量从发射到接收回波之间所经历的时间 T,则从超声发射点至反射面之间的距离 $s=vT/2$(v 为超声波在该媒质的传播速度)。

2. 超声波诊断仪的组成 超声波诊断仪就是应用其测距功能,为诊断提供依据的电子装置。它主要由高频发生装置、探头及显示装置组成。

(1) 高频发生装置:可间断地发射 1.25MHz、2.5MHz 和 5MHz 三种超声频电振荡。

(2) 探头:是用晶体材料做成的换能器。它可把超声频电振荡转变为超声频机械振荡(电致伸缩效应),从而发射超声波;又可接收超声波继而把超声频机械振动转换为电振荡(压电效应)。不同的探头有不同的性能,故应根据所需要的超声频率,配用相应的探头。并注意不得与其他仪器相配的探头换错。

(3) 显示装置:包括示波管及相应的示波、标距电路。当作单向探测时,开机后荧光屏上可看到如图 3-7-1 所示的图形,可见到上基线及始波脉冲、下基线及距离标志。反射波亦由上基线显示,反射界面的位置由距离标志读出。超声波诊断仪的测距原理如图 3-7-2 所示。

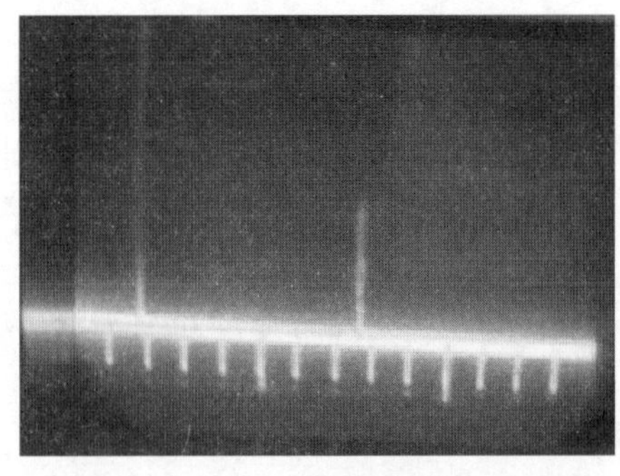

图 3-7-1　单向探测显示的图形

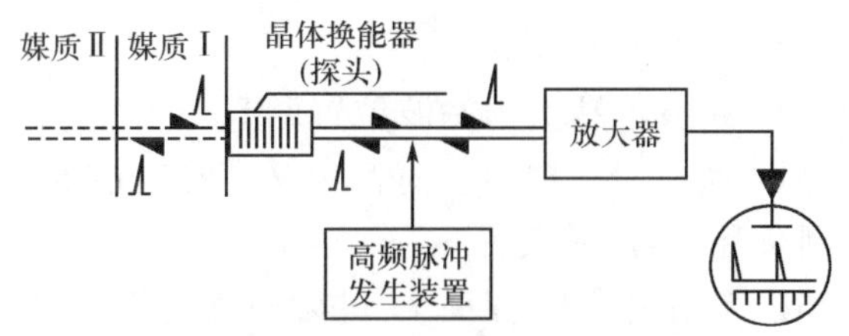

图 3-7-2　超声测距原理示意图

由于超声仪中的时标电路周期为 13.3×10^{-6} s,所以距离标志(亦称时标)每小格代表 13.3μs 的时间间距,这个时间也就是超声波在水或人体中传播 2cm(或往返 1cm)所需的时间,由 $s=vT/2$ 换算,正好代表人体(或水)中的 1cm 的深度。如果媒质为其他材料,则要按超声波在该媒质中的速度,重新定标出一小格相当于该媒质的深度或厚度。

3. CTS-5 型超声波诊断仪的使用　本实验使用 CTS-5 型超声波诊断仪(面板布置见图 3-7-3),其调节程序及使用说明如下。

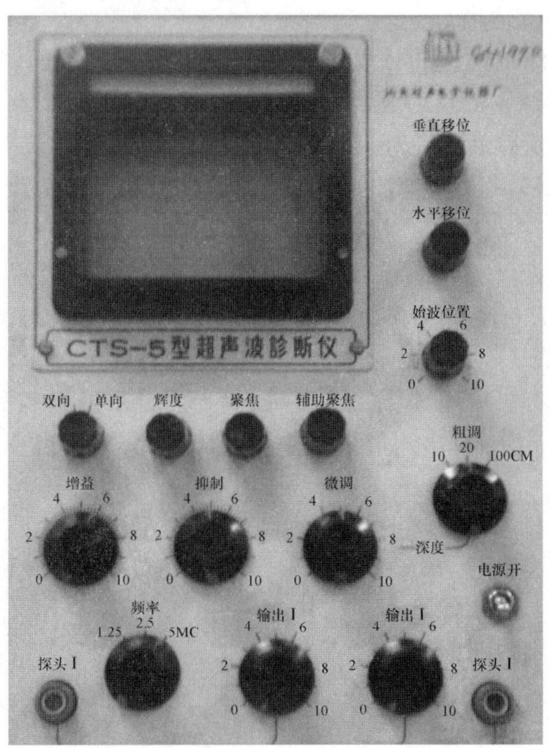

图 3-7-3　CTS-5 型超声波诊断仪面板图

(1) 接通电源，探测方式(双向、单向)选择拨“单向”，开关拨“开”后 1～2 分钟，适当调节[辉度]、[聚焦]和[垂直移位]、[水平移位]的旋钮，荧光屏即可清晰地显示图 3-7-1 所示图形。

(2) [频率]旋钮拨 2.5MC 挡，(这是人体一般探查用的工作频率)。

(3) 探测深度控制调节包括[粗调]和[细调]旋钮。

超声测量的距离是用“深度”表示的，当[粗调]置“30”时，测量距离在 30cm 以内，置“100”时，可达 1m。[微调]是用以连续改变时标刻度的疏密，使之与面板上的刻度比例适当，便于利用屏前标尺读出距离。

(4) [始波位置]：为始波位置调节。

(5) [增益]与[抑制]：前者为仪器的灵敏度调节，通常置 5～7 之间；后者的作用相反，可抑制杂乱信号，一般置 5～6 之间。

(6) [输出Ⅰ]为[探头Ⅰ]的发射强度控制，用于调节始波的幅度。

(7) 探测方法：一般采用直接接触法，即探头直接与人体体表接触，但在探头与体表之间一定要涂上耦合剂，如甘油、石蜡油等，使声波能够传入人体。探头是通过探头接线与[探头Ⅰ]接通的。暂不用时要稳插在探头架上。

(8) 仪器用毕，应将探头上的油污揩净。其他注意事项同示波器。

【实验内容与步骤】

(1) 仔细阅读讲义，理解探测原理并熟悉诊断仪面板各旋钮的作用。

(2) 将有关旋钮按诊断仪的使用说明置适当位置，接通电源，开机预热 1～2 分钟后，即可调节图形至清晰及位置适当。

(3) 将探头发射面涂以适量的甘油，轻轻密合于水槽长边端面中部的适当位置，此时荧光屏上即出现一个固定位置的反射波。

(4) 将有机玻璃试块顺着声波进入的方向放入水槽，仔细调节其方位和[输出Ⅰ]，至荧光屏上可见多条反射回波。注意判断各反射回波分别是哪个界面反射形成的，其位置是由哪些因素决定的。

(5) 超声波测距与直尺测量的比较：改变试块在水槽中的位置，当反射波与始波相距 1.0 格、3.0 格、5.0 格、7.0 格、9.0 格时，分别用直尺测量出探头与试块的前反射面之间的距离，把测量结果记入表 3-7-1 中。

(6) 用超声波测量有机玻璃试块的厚度：据荧光屏显示的格数和超声波在有机玻璃中传播的速度 $v = 2753\ \mathrm{m/s}$，算出测量结果并与公认值比较，算出百分偏差(试块厚度的公认值为 $L_{公}=4.00\mathrm{cm}$)。

【注意事项】

(1) 必须接好地线。

(2) 探头接线不要用力扭曲、打结。

【思考题】

(1) 超声测距的误差范围大约多少？

(2) 能否利用这种超声诊断仪测量超声波在媒质中的传播速度？测量精度如何？

【数据记录与处理】

见表 3-7-1，表 3-7-2。

表 3-7-1　超声波测量与直尺测量的比较

反射波与始波的距离		1.0 格	3.0 格	5.0 格	7.0 格	9.0 格
次数	1					
	2					
	3					
平均值						

媒质：________；定标________ cm/格

表 3-7-2　测有机玻璃试块的厚度

次数	1	2	3	平均值
反射波与始波的距离(cm)				
厚度				
百分偏差 B				

媒质：有机玻璃，距离标志每小格＝__________ cm

（叶淑群）

实验 3-8　电测应变测量原理及骨骼应力测定

【实验目的】

（1）了解静态应变测试仪的结构。

（2）理解电测法的基本原理。

（3）掌握多点静态应变测量的方法。

（4）掌握纯弯曲骨梁横截面上正应力及其分布规律。

【实验器材】

电阻应变仪、WYS-1 材料力学实验台、DH-3818 静态应变测试仪、矩形截面骨梁、粘胶、砂布、钢板尺等。

【实验原理】

电测法的基本原理是用电阻应变片作为传感元件，将被测表面的应变转换为电阻变化，再通过应变指示器将电阻的变化转换为电压或电流的变化并加以放大，然后以应变的标度给出指示，或将电信号输入到记录仪器进行记录。

1. 电阻应变片的构造及粘贴方法　金属丝的电阻值随机械变形而发生变化的现象称为"应变-电"效应。电阻式敏感元件称作电阻应变片，电阻应变片分丝式电阻片和箔式电阻片两大类，如图 3-8-1 所示。

实验表明，被测物体测量部位的应变片$\frac{\Delta L}{L}$与电阻变化率$\frac{\Delta R}{R}$成正比关系。即

$$\frac{\Delta R}{R}=K_s\frac{\Delta L}{L} \tag{3-8-1}$$

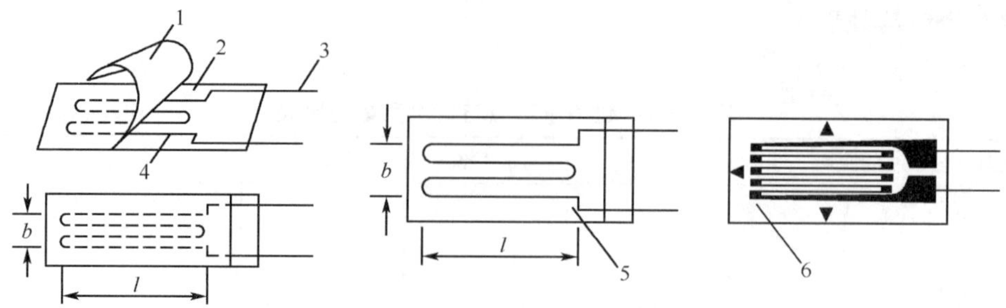

图 3-8-1 电阻应变片结构示意图

1. 覆盖层；2. 基底；3. 引线；4. 敏感栅；5. 丝式电阻片；6. 箔式电阻片

式中 K_s 称为金属丝的电阻应变灵敏系数。

粘贴电阻片是应变电测法的一个重要环节，它直接影响测量的精度。粘贴时，首先必须保证被测构件表面的清洁平整，无油污、无锈，其次要保证粘贴位置准确，第三要选用专用的粘接剂。粘贴的步骤如下。

（1）打磨测量部位表面达到平整光滑，无锈点。打磨可使用砂轮、砂纸等。

（2）精确地用钢针在测量点画好十字交叉线以便定位。

（3）用浸有丙酮的脱脂棉清洗欲测部位表面，清除油污，保持清洁干净。

（4）在电阻片底面均匀地涂上一层粘接剂，然后对准十字交叉线粘贴在欲测部位，再用同样的方法粘贴引线端子。粘接剂有 502 快干胶及其他常温固化胶。

（5）将电阻片的两根引出线焊在引线端子上，再焊出两根导线。

2. DH-3818 静态应变测试仪 DH-3818 静态应变测试仪采用桥式测量电路将电阻片感受的电阻变化$\frac{\Delta R}{R}$变换成电压变化输出，再经放大电路放大进行显示。该测试仪由数据采集箱、微型计算机及支持软、硬件构成，具有自动平衡功能，内置标准电阻，可方便实现全桥、半桥及 1/4 桥（公用补偿片）连接。采集箱面板功能如图 3-8-2 所示。

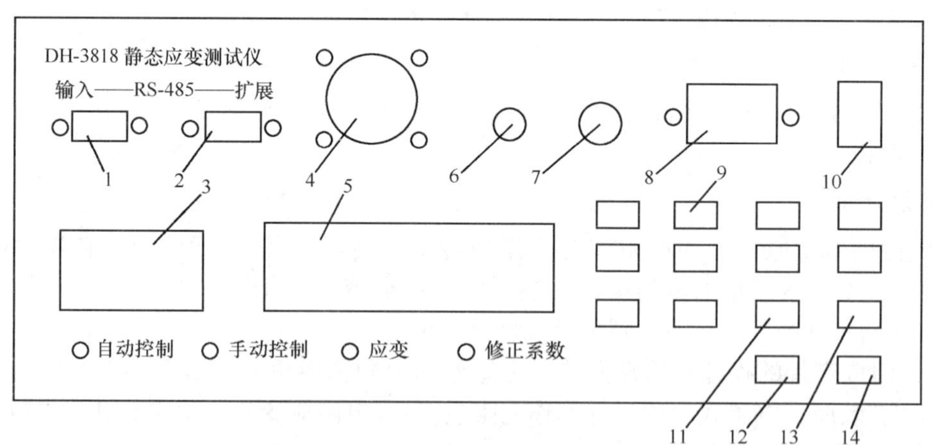

图 3-8-2 采集箱面板功能示意图

1. 与计算机通讯接口；2. 与测试仪通讯接口；3. 通道号显示数码管；4. 风扇；5. 应变量及设置修正系数的显示数码管；6. 接地端子；7. 保险丝座；8. 电源输入插座；9. 数子键（10 个）；10. 仪器电源插座；11. 确认键；12. 设置键；13. 退格键；14. 平衡键

3. 桥路的连接　桥路分 1/4 桥、半桥和全桥，电路原理参见实验 3-3。接线时，应将导线头放置于接线端子金属压片下方，并拧紧固定细钉，尽量减少接触电阻，以保证测量时的应变读数稳定。测试仪有内部电阻，在 1/4 桥、半桥连接时，内部电阻和外接应变片一起组成惠斯登电桥。全桥连接时，惠斯登电桥均由外接应变片组成。本实验选用 1/4 桥路，1/4 电桥外接应变片接线示意图如图 3-8-3 所示。

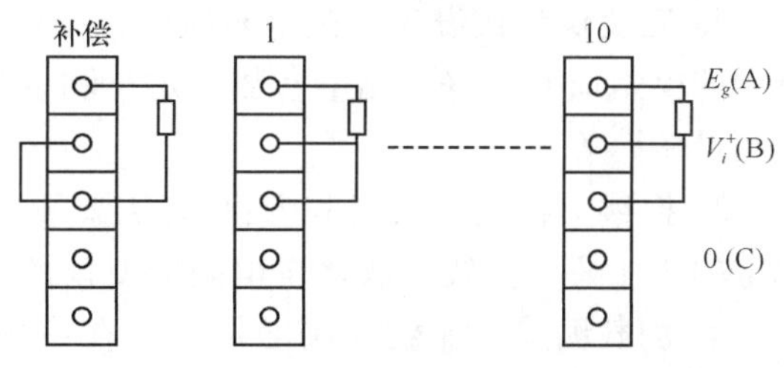

图 3-8-3　1/4 电桥外接应变片接线示意图

1/4 桥(多通道共用补偿片)为单臂测量桥路，多通道共用补偿片，即各通道的温度补偿桥臂是共用的，测量时温度补偿应变片只需一枚。

4. 骨梁施力及应变片分布　载荷 F 通过加力梁均分成两个大小为 $\frac{F}{2}$ 的力作用在矩形骨梁上，骨梁的中部形成纯弯曲变形，弯矩为 $M=\frac{1}{2}Fa$，如图 3-8-4 所示。骨梁长 600mm，宽 20mm，高 40mm，弹性模量为 20GPa，加力梁着力点距骨梁支撑点 200mm。电阻应变片的电阻值为 120Ω，灵敏系数为 2。

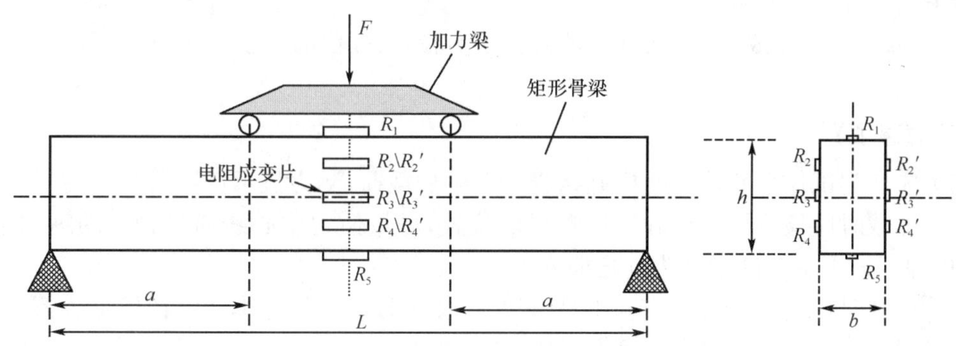

图 3-8-4　电阻应变片分布图

在梁中部的上、下表面及前、后两侧面沿梁的横截面高度，每隔 $h/4$ 处贴上一枚平行于梁轴线的电阻应变片，共计 8 枚，其编号分别为：上表面为“1”；前侧面的上、中、下分别为“2”、“3”、“4”；后侧面的上、中、下分别为“2′”、“3′”、“4′”；下表面为“5”。温度补偿片放置在钢梁的附近。各枚应变片敏感栅的中心即为实验的测量点。根据各测量点的应变测量值，由虎克定律($\sigma=E\varepsilon$)计算应力实测值，得到横截面上正应力沿骨梁高的分布规律，并与弯曲正应力公式$\left(\sigma=\frac{My}{I}\right)$计算的应力理论值进行比较。式中 M 为作用在横截面的弯矩，I 为梁的横截面对中性轴 Z 的惯性矩，y 为中性轴到欲求应力点的距离。

【实验内容与步骤】

1. 应变片的粘贴方法　将贴片部清洗干净，修理平整，至露出骨本色为止。清理面积应为电阻应变片面积的 4～5 倍。用特制胶水将电阻应变片贴在测点上，使电阻应变片的长度 L 沿指定方向，当试件受力时，应变片即随试件粘贴处材料一起经受变形。引线不宜太紧，焊线须表面涂一层保护胶或用绝缘胶布固定绝缘。

2. 应变仪参数设定 按电阻应变仪使用方法，根据本次实验所用的电阻应变片规格对所用的电阻应变仪进行测量参数设定。测量参数包括电阻应变片电阻值、灵敏系数和应变仪测量桥路等。

3. 接线 根据本次实验内容，将需要测量的各测量点上引出的电阻应变片导线依次按选定的1/4桥路接线方法接至电阻应变仪的各测量桥上。

4. 加载测量 加载采用增量法。在零载荷时进行应变仪的平衡操作，以保证零载荷时，各点的应变输出均为零；然后按一定的载荷增量(一般为100N)逐级加载，测量每级载荷所对应的应变值，直至最大载荷(规定为500 N)为止。本实验采用自动采样，所有测量数据通过软件的“数据管理”功能进行数据格式转换和汇总。

5. 卸载并检查数据 完成载荷从零到最大载荷的若干级加载测量后就卸载至零。然后通过软件整理汇总采集的各级载荷所对应的各点应变数值，按要求填入相应的实验报告原始数据表内。因为在弯曲梁的线弹性变形范围内，我们测量时的载荷增量保持不变，所以各点的应变增量也应基本不变，若应变增量变化较大应查找原因。

6. 重复测量 按上述“3”“4”两步骤进行重复测量三次。重复测量中出现的偏差大小，表明本次测量的可靠程度。当测量点的偏差较大时，需要查找原因后再进行重复测量。

7. 整理测量数据 按要求把测量的原始数据记录在实验报告的原始数据表上，经指导教师检查并签字后完成测量。

8. 复原 测量完成后，应该按要求将所用实验装置、仪器和工具等整理好，方可离开实验室。

【注意事项】

(1) 应变测试仪平衡操作时应确认骨梁上未加载荷，测力显示读数为“0”。

(2) 加载时应检查加力梁和矩形骨梁的位置，尽量使力中心线通过骨梁的纵向轴对称平面，以保证矩形骨梁的中部为纯弯曲变形。

(3) 加载时，手轮应平稳转动，不易过快，待测力显示数值基本稳定在指定载荷值时(每分钟变化值小于20N)，停止转动手轮进行应变测量。

(4) 严禁超载，以免损坏测力传感器。

(5) 测量时，应保证接线不松动，在一个加载测量循环中不要移动和接触应变片的导线，以保证应变值测量数据的稳定可靠。

【思考题】

(1) 实验时没有考虑骨梁的自重，是否会引起误差？为什么？

(2) 中性层实测应变不为零的原因可能是什么？试用相邻测量点的应变值进行分析。

(3) 对前、后等高的两测点(即两测点与中性层的距离相等)，应取两点实测应变的平均值计算梁在此高度的应力。试问怎么组桥可以直接得到平均值？

(4) 本实验若把温度补偿片直接贴在骨梁支座的外伸端是否可行？为什么？

【数据记录与处理】

1. 原始应变读数记录

(1) 载荷为0时，进行应变仪平衡操作，然后检查各点的应变读数是否均为0。若为0，则在原始数据表中记录0载荷时各点应变均为0；若输出不为零，则查找原因直至为0。

(2) 载荷增至100N，执行采样操作。应变仪采用定时自动采样时各点均按设置3次的要求，采集到 3 个原始数据，把各点的 3 个原始数据取相同精度的平均值后记录在原始数据表的相应格内。

（3）载荷增至 200N，重复步骤（2）。以此类推直至最大载荷 500N，将实验数据填入表 3-8-1 中。

表 3-8-1　应变仪读数记录表

测量点	0 N	100N	200N	300N	400N	500N
R_1						
R_2						
R_2'						
R_3						
R_3'						
R_4						
R_4'						
R_5						

2. 各点实测应力计算　从 0N 到 500N，计算载荷增量为 100N 时的应变增量，各点应有相应的 5 个应变增量，计算各点应变增量的平均值（在骨梁的前后侧面上对应的测量点，应把前后面的应变增量平均值再平均），得到该点在载荷增量为 100N 时的应变增量 $\Delta\varepsilon$，由虎克定律 $\sigma=E\Delta\varepsilon$，计算该点的应力实测值，描述纯弯曲骨梁横截面上的正应力及其分布规律。注意：静态应变仪的最小应变读数为“1”，表示 $1\mu\varepsilon$，即应变值为“1×10^{-6}”。所以在计算实测应变增量时，最小数值也是 $1\mu\varepsilon$。（表 3-8-2）

表 3-8-2　各点应变增量的平均值及应力

<table>
<tr><th>测量点</th><th>$\Delta\varepsilon_1$</th><th>$\Delta\varepsilon_2$</th><th>$\Delta\varepsilon_3$</th><th>$\Delta\varepsilon_4$</th><th>$\Delta\varepsilon_5$</th><th>$\Delta\varepsilon$ 平均值</th><th>应力 σ</th></tr>
<tr><td>R_1</td><td></td><td></td><td></td><td></td><td></td><td></td><td></td></tr>
<tr><td>R_2</td><td></td><td></td><td></td><td></td><td></td><td rowspan="2"></td><td rowspan="2"></td></tr>
<tr><td>R_2'</td><td></td><td></td><td></td><td></td><td></td></tr>
<tr><td>R_3</td><td></td><td></td><td></td><td></td><td></td><td rowspan="2"></td><td rowspan="2"></td></tr>
<tr><td>R_3'</td><td></td><td></td><td></td><td></td><td></td></tr>
<tr><td>R_4</td><td></td><td></td><td></td><td></td><td></td><td rowspan="2"></td><td rowspan="2"></td></tr>
<tr><td>R_4'</td><td></td><td></td><td></td><td></td><td></td></tr>
<tr><td>R_5</td><td></td><td></td><td></td><td></td><td></td><td></td><td></td></tr>
</table>

3.各点理论应力计算　根据弯曲正应力公式 $\sigma=\dfrac{My}{I}$，计算各测点在载荷为 100N 时的理论应力值，并与实际测量值进行比较。

（钟守昌）

实验 3-9 压力传感器特性及血压、心率测量

【实验目的】

（1）了解气体压力传感器的工作原理，掌握压力传感器特性测试方法。

（2）学会利用气体压力传感器、放大器和数字电压表组装一台数字压力计（血压计），并对其定标和测量血压。

（3）了解心率计及脉搏仪的基本结构，学会观察和记录脉搏波。

【实验器材】

FD-HRBP-A 型压力传感器特性及人体心率血压测量实验仪、100ml 注射器气体输入装置、血压测量装置（测血压袖套和听诊器）、长余辉示波器、若干实验接插线等。

【实验原理】

1. FD-HRBP-A 型压力传感器特性及人体心率、血压测量实验仪 实验仪由 6 个部分组成：指针式压力表、MPS3100 型气体压力传感器及放大器、数字电压表、HK2000B 型压阻脉搏传感器及放大器、智能脉搏计数器、两组直流稳压电源。其面板结构如图 3-9-1 所示。

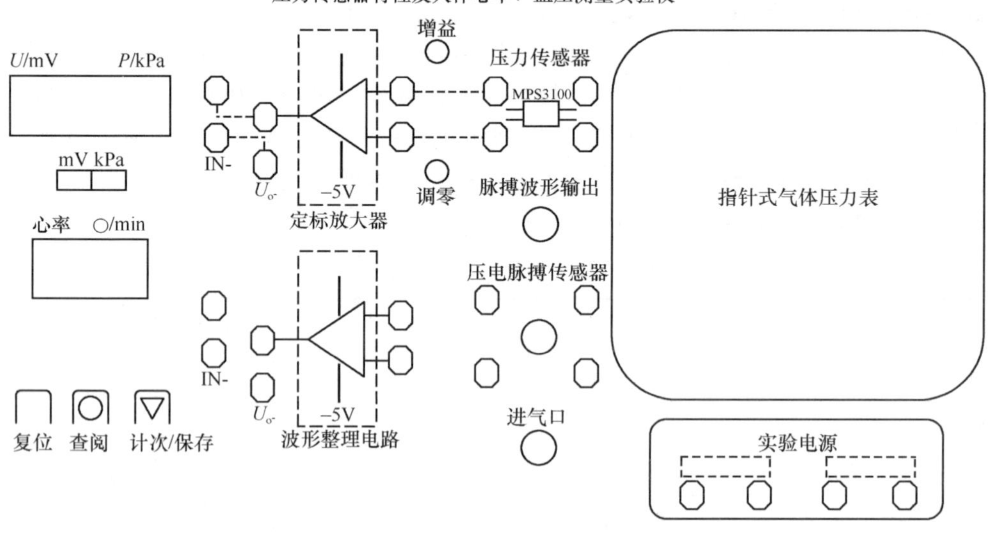

图 3-9-1 测量实验仪面板结构图

本仪器接通电源后，除了测量仪表及直流稳压电源外，实验电路（传感器）需接上所规定的电压（5V）后才能工作。实验时，利用插线柱、插接线把线路连接起来。实验组装的数字压力计（0～32kPa）在定标后才能使用。1mmHg＝0.1333224kPa。气体压力表为精密微压表，压强的实际测量范围在 4～32kPa 之间。本实验所用集成压力传感器为 MPS3100 型，其输出桥路及管脚定义如图 3-9-2（c）所示，工作电压为＋5V，当气体压强范围为 0～40kPa 时，输出电压范围为 0～75mV（典型值）。由于制造工艺限制，传感器在 0kPa 时，其输出不为零（典型值±25mV），故可以在 1、6 脚串接小电阻来进行调整。

2. 集成压力传感器的基本原理 压力传感器是把压力（压强）大小转变成相应电信号的器件。集成压力传感器是以硅为主要材料，把用来感受压力的硅应变膜、应变电阻以及

采集应变信号的桥式电路、放大输出电路等集于一个芯片上的器件。其中的应变电阻是通过在硅应变膜上适当掺杂且直接扩散而形成的，掺杂后的晶格取向有两个方向，且互相垂直。应变电阻一般有四个，按晶格取向分为 R_1、R_3 和 R_2、R_4 两组。压力传感器基本结构如图 3-9-2(a)所示。

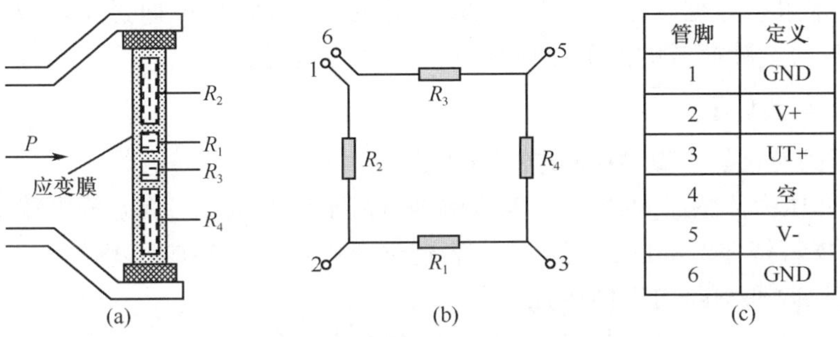

管脚	定义
1	GND
2	V+
3	UT+
4	空
5	V-
6	GND

图 3-9-2　压力传感器基本结构及桥式电路

四个应变电阻连接成如图 3-9-2(b)所示的桥式电路。若在 2、5 两端施加电压 U，则应变膜无形变时，四个应变电阻阻值相等，即 $R_1=R_2=R_3=R_4=R$，1，3 两端的输出电压 $u=0$。当气体进入压力腔并作用于硅应变膜上时，应变膜弯曲形变，晶体的晶格产生变形，引起载流子的迁移率发生变化，扰动了载流子纵向和横向的平均量，使硅的电阻率发生变化，应变膜上的四个应变电阻分别产生拉伸和压缩形变，从而使应变电阻值发生变化。由于晶格取向不同，靠近中心的两个应变电阻(R_1，R_3)阻值增加 ΔR，靠近边沿的两个应变电阻(R_2，R_4)阻值减小 ΔR。此时，1、3 两端的输出电压为：

$$u=\frac{U}{R}\Delta R \tag{3-9-1}$$

由式(3-9-1)可知，若外加电压 U 和应变电阻静态阻值 R 保持不变，则输出电压 u 与 ΔR 呈线性关系。只要在设计时保证输入压力与应变电阻的应变量呈线性关系，即可保证输入压力与输出电压 u 之间呈线性关系。因此，变化的压力(如血压)可通过压力传感器转变成按正比变化的电信号。

3. 压力传感器特性及数字压力表(血压计)　将压力传感器的输出端接入一只数字电压表，同时在压力(压强)输入端，通过三通管接一只指针式压力表，改变输入的压力(压强)，则从数字电压表读出的输出电压值 u 与指针式压力表读出的压强值 P 相对应。作 u-P 图，可得压力与输出电压的线性关系。

因传感器电压与压力(压强)有一一对应的关系，所以可用压力(压强)大小来标定电压表，即把压力传感器和数字电压表组合起来，构成一只数字压力表(血压计)。

4. 血压测量　心脏工作时，血管内血液对血管壁的侧压强称为血压。心脏收缩时主动脉中血压的最高值称为收缩压，俗称高压；心脏舒张时主动脉血压的最低值称为舒张压，俗称低压。主动脉血压，一般采用间接测量法，临床上通常测定上臂肱动脉血压，并以高出大气压的数值表示。当用数字血压计测量时，把气袋缠在肘关节上部，听诊器置于肱动脉处，通过充气加压先阻断动脉血流，然后缓慢减压，当气袋压强等于主动脉收缩压时，血流通过，并听到第一个脉动湍流声，此时压力计显示的数值即收缩压(高压)。继续缓慢减压，当气袋压强等于舒张压时，脉动湍流声消失，此时压力计显示的数值即舒张压(低压)。此种血压测量方法称柯氏音法，由俄国医生 Kopotkoc 在 1905 年首先提出。本实验采用此法测量血压。

5. 心率测量 心脏跳动的频率称为心率(次/分钟),心脏在周期性波动中挤压血管引起动脉管壁的弹性形变,在血管处测量到的应力波就是脉搏波。因为心脏通过动脉血管、毛细血管向全身供血,所以离心脏越近测得的脉搏波强度越大,反之则越小。在脉搏波最强的血管处,用手指在体外就能感应到脉搏波。利用压阻传感器对脉搏信号进行检测,并通过单片机技术进行数据处理,实现智能化的脉搏测试,同时可通过示波器对检测到的脉搏波进行观察,通过脉搏波的波形对比来进行心脏的健康诊断。

【实验内容与步骤】

1. 气体压力传感器 MPS3100 的特性测量

(1) 在气体压力传感器 MPS3100 输入端加直流工作电压(+5 V),输出端接数字电压表。

(2) 用橡皮管将注射器的针孔与压力表连通,注意连接前把活塞拉至 80ml 位置,然后缓慢推进活塞以改变管路内气体压强。

(3) 记录压力表指示的压力(4～32kPa 间测 8 点),以及与此相应的气体压力传感器的输出电压。

(4) 画出气体压力传感器的输出电压 u 与压强 P 的关系曲线,计算气体压力传感器的灵敏度及线性相关系数。

2. 数字式压力表(血压计)的组装、定标

(1) 用插接线将气体压力传感器 MPS3100 的输出端与放大器的输入端连接,再将放大器输出端与数字电压表连接。

(2) 反复调整气体压强为 4kPa 与 32kPa 时放大器的零点与放大倍数,使放大器输出电压在气体压强为 4kPa 时为 40mV,在气体压强为 32kPa 时为 320mV。

(3) 将放大器零点与放大倍数调整好后,琴键开关按在 kPa 挡,即此时电压表显示的是压强值,单位是 kPa。组装好的数字式压力表可用于人体血压或气体压强的测量,并以数字显示。

3. 血压测量

(1) 将测血压用的袖套缠绑在肘关节上部,并把医用听诊器探头放在袖套内肱动脉处。

(2) 袖套连接管通过三通接头与仪器进气口连通,用压气球向袖套压气至 20kPa 时,打开排气口缓慢排气,同时用听诊器听脉搏湍流声(柯氏音),当听到第一次柯氏音时,记下压力表的读数,即为收缩压,最后一次听到的柯氏音所对应的压力表读数即为舒张压,重复测量 3 次。

(3) 如果舒张压读数不太肯定时,可以用压气球补气至舒张压读数之上,再次缓慢排气来读出舒张压。

4. 测量心率

(1) 将压阻式脉搏传感器放在手臂脉搏最强处,用信号输入线将示波器输入端与脉搏传感器信号输入插座连接,接上电源(+5V),绑上血压袖套,稍加些压力(压几下压气球,压强以示波器能看到清晰脉搏波的波形为准,如不用示波器则要注意脉搏传感器的位置,调整到计次灯能准确跟随心跳频率)。

(2) 按下"计次、保存"键,仪器将会在规定的一分钟内自动测出每分钟脉搏的次数并以数字显示测出的脉搏次数。

5. 观察脉搏波形并从波形中分析收缩压及舒张压 把脉搏波信号送到慢扫描长余辉示波器,观察分析脉搏波形,判断收缩压及舒张压。

【注意事项】

(1) 实验前,应打开仪器开关预热5分钟,待仪器稳定后开始实验。

(2) 实验时,气体压力严禁超过36kPa(瞬态)。

(3) 测量血压时,打开排气口应缓慢均匀排气,同时用听诊器听脉搏湍流声(柯氏音),准确判断第一次柯氏音和最后一次听到的柯氏音。

【思考题】

(1) 气体压力传感器由哪几部分组成?它测量气体压强的原理是什么?

(2) 什么是收缩压和舒张压?为什么用肱动脉处测得的血压表示主动脉血压?

(3) 怎样用水银血压计和电子血压计测量人体血压?

(4) 脉搏波是怎样形成的?

【数据记录与处理】

见表3-9-1,表3-9-2。

表3-9-1 MPS3100型气体压力传感器的输出特性

气体压强 P(kPa)	4.0	8.0	12.0	16.0	20.0	24.0	28.0	32.0
输出电压 u(mV)								

参考值:气体压力传感器灵敏度约 $A=1.664$mV/kPa

表3-9-2 测量血压数据

血压 / 实验次数	舒张压 P(kPa)	收缩压 P(kPa)
1		
2		
3		
平均值		

(钟守昌)

第四章 综合性实验

实验 4-1 人耳听阈曲线的测定

【实验目的】

(1) 掌握听觉实验仪的使用方法。

(2) 测定人耳的听阈曲线。

(3) 了解响度级与听阈曲线的物理意义。

【实验器材】 FD-AM-A 型人耳听觉听阈测量实验仪、立体声耳机、方格纸、直尺等。

【实验原理】

1. 声强级、响度级和等响曲线 能够在听觉器官引起声音感觉的机械波称为声波。其频率范围通常为 20～20 000Hz。描述声波能量的大小常用声强和声强级两个物理量。声强是单位时间内通过的垂直于声波传播方向的单位面积的声波能量，用 I 来表示。声强级是声强的对数标度，它是根据人耳对声音强弱变化的分辨能力来定义的，用 L 来表示。L 与 I 的关系为：

$$L = \lg \frac{I}{I_0}(\mathrm{B}) = 10\ \lg \frac{I}{I_0}(\mathrm{dB}) \tag{4-1-1}$$

式中 $I_0 = 10^{-12}\,\mathrm{W \cdot m^{-2}}$，是声学中规定的基准声强，其大小是人耳对 1000Hz 声音的最小可感声强。

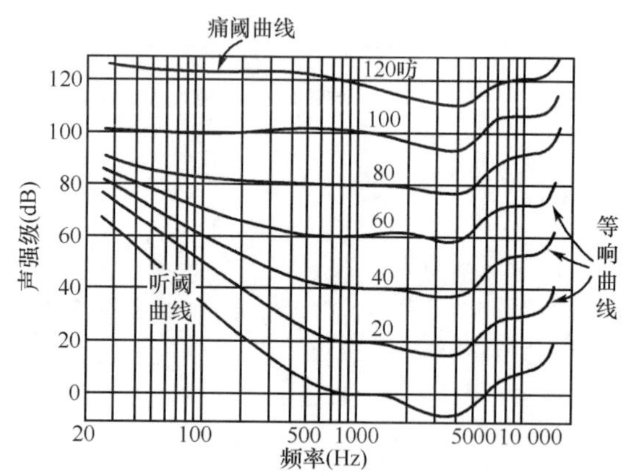

图 4-1-1 人耳等响曲线

人耳对声音强弱的主观感觉称为响度。它随声强的增大而增加，但两者并没有简单的线性关系，因为响度不仅取决于声强的大小，而且还与声波的频率有关，不同频率的声波在人耳中引起相等的响度时，它们的声强级并不相等。在医学物理学中用响度级来描述人耳对声音强弱的主观感觉，响度级的单位是方(phon)，它是选取频率为 1000Hz 的纯音为基准声音，并规定它的响度级在数值上等于其声强级(以 dB 计)。将欲测的不同频率的声音与此基准声音比较，若该被测声音听起来与基准音的某个声强级一样响，这时基准声的声强级就是该被测声音的响度级。例如，频率为 100Hz、声强级为 72dB 的声音，与 1000Hz、声强级为 60dB 的基准声音等响，则频率为 100Hz、声强级为 72dB 的声音，其响度级为 60 方；1000Hz、40dB 的声音，其响度级为 40 方。以频率的常用对数为横坐标，声强级为纵坐标，绘出不同频率的声音与 1000Hz 的标准声音等响时的声强级与频率的关系曲线，得到的曲线称为等响曲线。图 4-1-1 表示正常人耳的等响曲线。

能引起听觉的声音，不仅在频率上有一范围，而且在声强上也有一定范围。就是说，对于任一在声波范围内（20～20 000Hz）的频率来说，声强还必须达到某一数值才能引起人耳听觉。能引起听觉的最小声强叫做听阈，对不同频率的声波听阈不同，听阈与频率的关系曲线叫做听阈曲线。随着声强的增大，人耳感到声音的响度也提高了，当声强超过某一最大值时，声音在人耳中会引起痛觉，把人耳可容忍的最大声强刺激量叫痛阈。对于不同频率的声波，痛阈也不同，痛阈与频率的关系曲线叫做痛阈曲线。由图 4-1-1 可知，听阈曲线即为响度级为 0 叻的等响曲线，痛阈曲线则为响度级为 120 叻的等响曲线。由听阈曲线、痛阈曲线，20 Hz 和 20 000Hz 线所围成的区域称为听觉区域。

在临床上常用听力计测定病人对各种频率声音的听阈值，作出听阈曲线，并与正常人的听阈曲线进行比较，借以诊断病人的听力是否正常。

2. 听觉实验仪原理　听觉实验仪由专用信号发生器、音频放大器和全频带头戴式耳机组成。信号发生器可经键控产生 20～20 000Hz 内的任意频率的正弦信号，音频放大器使正弦信号功率增大。调节衰减旋钮（含粗调和微调）可改变正弦信号的功率，把信号送到耳机，便可听到不同声强级的声音（纯音），衰减越多，声音越小。用此仪器可测量人耳对于不同频率、不同声强的声音的听觉情况。仪器工作原理框图如图 4-1-2 所示。

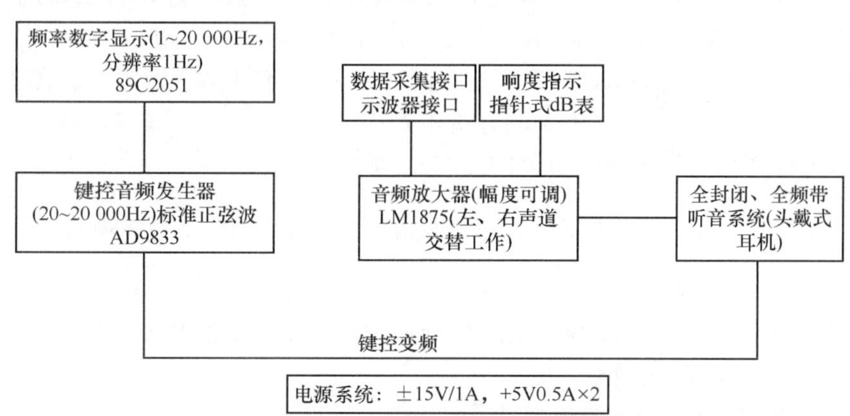

图 4-1-2　人耳听觉听阈测量实验仪原理框图

仪器面板排列如图 4-1-3 所示。“复位”键设定的复位（初始）频率为 1000 Hz；“选位”键是用来选择声音频率的，频率数字显示有 5 位，能按次序分别选中其中一位进行修改，修改时需按“＋1”键来改变显示的数字（0～9），修改完成后，按“确认”键才能输出有效频率。

【实验内容与步骤】

（1）熟悉听觉实验仪面板上的各键功能，接通电源，打开电源开关，指示灯亮，预热 5 分钟。

（2）将耳机插入面板上对应耳机插孔，把仪器各选择开关按到选定位置。

（3）被测者戴上耳机，打开左耳开关，背向主试人和仪器测量左耳（或各人自行测试）。

（4）将信号发生器发出的信号频率调至 1000 Hz，调节“衰减”旋钮，先粗调后微调，使被测者刚好听到 1000 Hz 的声音，即听阈测量，然后调节“校准”旋钮，使声强指示为 0dB。应注意，在整个听阈测量过程中，“校准”旋钮不能再调节。

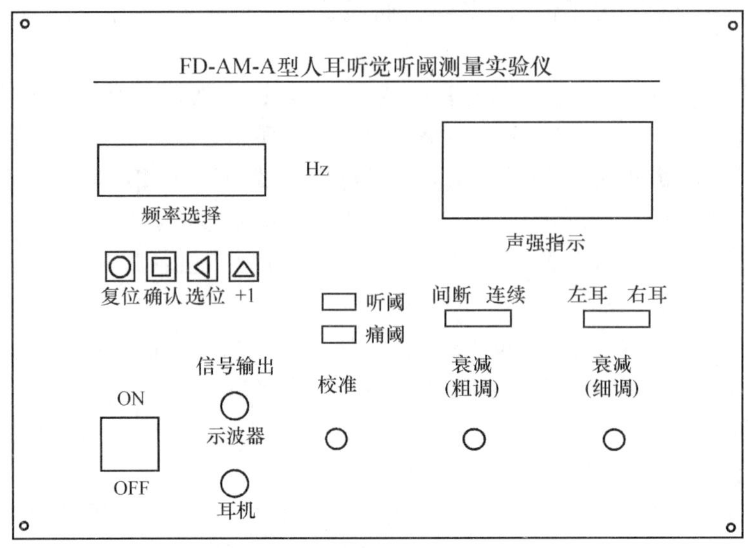

图 4-1-3 实验仪器面板图

(5) 选定一个测量频率,用渐增法测定:将"衰减"旋钮调至听不到声音开始,逐渐减小衰减量(可交替调节粗调和微调),当被测人刚听到声音时,主试人(或自己)停止减小衰减量,此时的声强(或声强级)为被测人在此频率的听觉阈值,其衰减分贝数用 L_1 表示。

(6) 同一个频率用渐减法测定:步骤基本同(5),只是将"衰减"旋钮先调在听得到声音处,然后再开始逐渐增大衰减量,直到刚好听不到声音时为止,与步骤(5)一样,对相应同一频率的声音,可得到相同的听觉阈值,其衰减分贝数用 L_2 表示。

(7) 令 $L_{测}=\dfrac{L_1+L_2}{2}$,即得所测频率衰减分贝数的平均值(相对声强)。

(8) 改变频率,分别对 64 Hz,128 Hz,256 Hz,…,16kHz 等 9 个不同的频率进行测量,这样就可以得到左耳 9 个点的听觉阈值。用同样方法测出右耳的 9 个听觉阈值。将测量数据填入表 4-1-1 中,并作听阈曲线。

(9) 关闭电源开关,整理实验仪器。

【注意事项】

(1) 仪器应用说明:FD-AM-A 型人耳听觉听阈测量实验仪是一种医学物理的实验仪,不是医学测量仪器,故其声强(dB)指示都是相对值,因为要正确测量音频信号通过头戴耳机送到耳膜的声强级(人耳通过头戴耳机听到的真实声强级)是相当复杂的。仪器定义为:测量者在 1000Hz 时,调节声强,自己刚刚能听到的声强为 0dB。

(2) 本实验需在外界干扰很小的情况下测试(最好能在隔音室内进行),而且被试者只有精神完全放松时,才能得到准确可靠的结果。

(3) 耳机的连接线易断,使用时应注意。

(4) 本实验应远离无线电干扰源和强动力源(如大功率动力变压器和大功率电动机、电焊机、高频感应炉等)。

(5) 戴上耳机前必须将分贝数调节到最小,以免声音过大对人耳造成损伤。

(6) 测量中不可按下痛阈按钮,防止损伤被测者的耳膜。

【思考题】

(1) 什么是听阈曲线？什么是等响曲线？

(2) 在声强级-频率图上，等响曲线是一组曲线而并不是一组直线，这说明了什么？

(3) 有人说 40dB 的声音听起来一定比 30dB 的声音更响一些，你认为对吗？

【数据记录与处理】

(1) 记录和处理测量数据。

(2) 以频率的常用对数为横坐标(并分别注明测试点的频率值)，声强级值为纵坐标，在坐标纸上用所得数据定点，作两耳的听阈曲线。

(3) 与正常曲线进行比较(表 4-1-1)。

表 4-1-1 听阈曲线测量数据

频率(Hz)	64	128	256	512	1k	2k	4k	8k	16k
L_1(dB)									
L_2(dB)									
$L_{测}=(L_1+L_2)/2$									

实验温度：________ 湿度：________ 大气压：________

(丁晓东)

实验 4-2 多普勒效应综合实验

【实验目的】

(1) 测量超声波接收器运动速度与接收频率之间的关系，验证多普勒效应，并由 f-v 关系直线的斜率求解声速。

(2) 利用多普勒效应测量物体运动过程中多个时间点的速度。

(3) 在匀加速直线运动中，测量力、质量与加速度之间的关系，验证牛顿第二定律。

(4) 测量自由落体运动，并由 v-t 关系直线的斜率求重力加速度。

(5) 测量简谐振动的周期等参数，并与理论值比较。

【实验器材】

多普勒效应综合实验仪、天平。

【实验原理】

整套仪器由实验仪、超声发射/接收器、导轨、支架、光电门、运动小车、弹簧、电磁铁、滑轮、砝码等组成。实验仪采用 CPU 直接测量超声波频率，超声波接收器接收到的信号经放大整形后，送入 CPU，由 CPU 内部的计时器测出超声波信号的周期，通过计算得到超声波频率。本实验仪还具有计时功能，能够直接测出声源的移动速度，因此，通过测到的频率和声源的移动速度，可以计算出空气中的声速，实验原理图如图 4-2-1 所示。

实验仪内置微处理器，带有液晶显示屏。实验仪采用菜单式操作，菜单及操作提示通过显示屏显示，通过方向键可选择菜单或修改参数，按确认键后仪器执行操作。操作者只

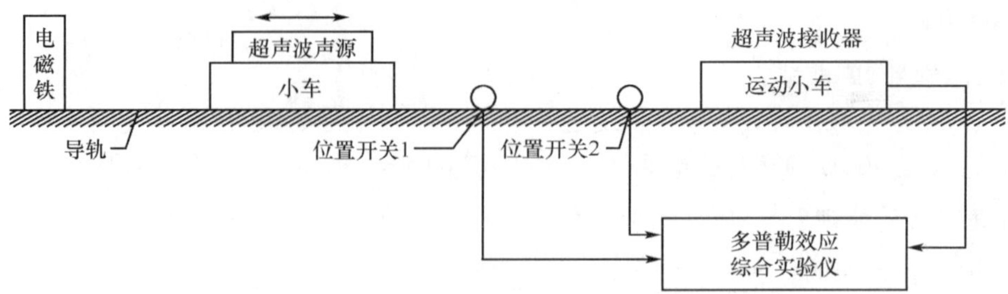

图 4-2-1　多普勒效应实验原理图

需要按提示即可完成操作。

根据声波的多普勒效应公式，当声源与接收器之间有相对运动时，接收器接收到的频率 f 为：

$$f = f_0 \frac{u + v_1 \cos\varphi_1}{u - v_2 \cos\varphi_2} \tag{4-2-1}$$

式中 f_0 为声源发射频率，u 为声速，v_1 为接收器运动速率，v_2 为声源运动速率，φ_1 为声源和接收器的连线与接收器运动方向之间的夹角，φ_2 为声源和接收器的连线与声源运动方向之间的夹角。

若声源保持不动，运动物体上的接收器沿声源与接收器连线方向以速度 v 运动，则从式(4-2-1)可得接收器接收到的频率为：

$$f = f_0 \left(1 + \frac{v}{u}\right) \tag{4-2-2}$$

当接收器向着声源运动时，v 取正；反之取负。

若 f_0 保持不变，利用多普勒效应综合实验仪所配的光电门测量物体的运动速度 v，并对接收到的频率 f 进行测量，即可得到 f-v 关系图，对多普勒效应进行验证。

由式(4-2-2)可得：

$$f = \frac{f_0}{u} v + f_0 \tag{4-2-3}$$

令 $k = \dfrac{f_0}{u}$，则

$$f = kv + f_0 \tag{4-2-4}$$

可见，若以物体速度 v 为 x 轴，f 为 y 轴，由实验点作直线，其斜率应为 $k = f_0/u$，由此即可计算出声速 $u = f_0/k$。

若已知声速 u 及声源频率 f_0，通过设置使仪器以某种时间间隔对接收到的频率 f 进行测量，则由式(4-2-2)有：

$$v = u\left(\frac{f}{f_0} - 1\right) \tag{4-2-5}$$

将接收器与运动物体固定在一起，利用多普勒效应综合实验仪按式(4-2-4)测量接收器的运动速度 v，由显示屏显示 v-t 关系图，或调阅有关测量数据，即可得出物体在运动过程中的速度变化情况，进而对物体运动状况及规律进行研究。

【实验内容与步骤】

1. 实验仪的预调节

(1) 将多普勒效应综合实验仪的导轨水平放置于实验台上，并按图 4-2-1 连接好系统。

(2) 实验仪的超声波发射频率及室温的校准。将超声波发射探头对准接收探头，实验仪开机后，按Ⓕ键切换选项卡至[标定]，对室温及超声波发射器的发生频率进行标定，当仪器所显示的室温及所测的发生频率值稳定后，按Ⓕ键保存当前标定值。

(3) 调节导轨的支撑脚，使导轨保持水平。

2. 验证多普勒效应，并由测量数据计算声速

(1) 按Ⓕ键进入[设置]选项卡，将采样时间间隔设置为 40ms。

(2) 进入[计时]选项卡，将小车用手推到电磁铁处，再按Ⓕ键，启动计时。

(3) 释放小车，使小车通过光电门，此时仪器将显示小车通过光电门的时间 t，记录此时间。

(4) 进入[测量]选项卡，利用小车尾端挂钩将小车悬挂于电磁铁处，按测量键释放小车。

(5) 进入[数据]选项卡，按[▼]和[▲]键读出小车经过光电门时，超声波接收器所接收到的频率 f，并记录。

(6) 改变砝码质量，重复(2)～(5)步骤，以得到不同速度下的 f 和 t。

(7) 利用直尺量出小车的两个光电门挡片前沿的距离 s，并利用 $v=s/t$ 将记录的 t 转换为 v 后，作 f-v 关系曲线图。若测量点成直线，符合式(4-2-3)描述的规律，即直观验证了多普勒效应。计算 f-v 关系直线的斜率 k，由 k 计算声速 u 并与声速的理论值比较，求解百分偏差。声速理论值由 $u=331\left(1+\frac{t}{273}\right)^{\frac{1}{2}}$ (m/s)计算，t 表示室温。

3. 研究匀变速直线运动，验证牛顿第二运动定律

(1) 用天平称量运动小车、砝码托及砝码质量，每次取不同质量的砝码放于砝码托上，记录每次实验对应的砝码托及砝码质量 m。

(2) 按图 4-2-2 将超声波接收器与小车(设二者总质量为 M)固定在一起，然后与质量为 m 的砝码托及砝码用细绳相连，并置于滑轮的两端。测量时释放砝码，小车在砝码的牵引下加速运动。由牛顿第二定律，小车受到的牵引力 F、超声波接收器与小车质量 M、砝码托及砝码质量 m 与物体加速度间的关系为：

$$a=\frac{gm}{M+m} \tag{4-2-6}$$

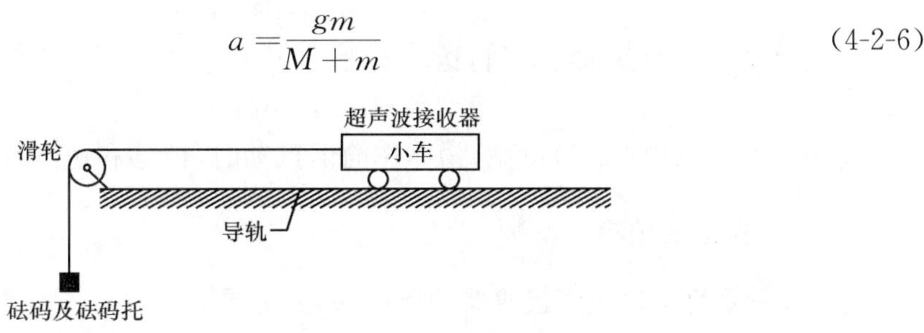

图 4-2-2　验证牛顿第二运动定律示意图

(3) 进入[设置]选项卡，将采样时间间隔设置为 40ms。

(4) 进入[测量]选项卡，利用小车尾端挂钩将小车连于电磁铁处，按测量键释放小车。

(5) 进入[数据]选项卡，按[▼]和[▲]键观察测量到的数据，并记录小车的运动时间 t 和运动速度 v(选择几组记录)，根据记录的 t 和 v 求得 v-t 直线的斜率即为此次实验的加速度 a。

(6) 改变砝码质量,重复(4)、(5)步骤,以得到小车在受到不同牵引力的情况下的加速度。

(7) 以各次所得出的加速度 a 为纵轴,$\frac{m}{M+m}$ 为横轴作图,若二者为线性关系,符合式(4-2-6)描述的规律,则牛顿第二定律得以验证。

4. 研究自由落体运动,求重力加速度

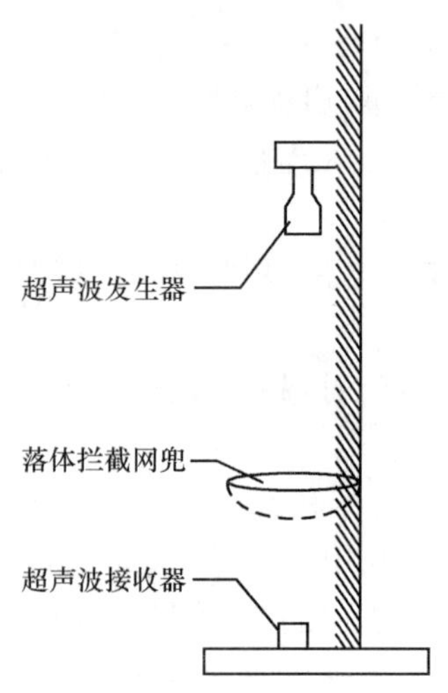

图 4-2-3 研究自由落体运动示意图

(1) 将多普勒效应综合实验仪的导轨的电磁铁移到导轨的上方,按图 4-2-3 所示垂直放置,调整导轨底座,使竖直的导轨垂直于地面,利用超声波发射部件尾部的挂钩将其悬挂于电磁铁挂钩上,并使发射部件与主机连线保持自然下垂,连接好系统。

(2) 进入[设置]选项卡,将采样时间间隔设置为 40ms,采样长度设为 1s,并保存。

(3) 利用超声波发射部件尾部的挂钩将其悬挂于电磁铁挂钩上,然后进入[测量]选项卡,按测量键,使电磁铁释放,超声波发射器做自由落体运动,同时多普勒效应综合实验仪将自动测量及记录数据。

(4) 选择[曲线]选项卡或[数据]选项卡,读出超声波发射器的运动速度和时间并记录。作 v-t 曲线,根据曲线求得的斜率即为重力加速度 g,将测量值与理论值比较,求出误差。

5. 研究简谐运动 对质量为 m 的物体,当其受到大小与位移成正比,而方向指向平衡位置的力的作用时,若以物体的运动方向为 x 轴,其运动方程为:

$$m\frac{\mathrm{d}^2x}{\mathrm{d}t^2}=-kx \tag{4-2-7}$$

由式(4-2-7)描述的运动方程称为简谐运动,当初始条件为 $t=0$, $x=-A_0$, $v=\frac{\mathrm{d}x}{\mathrm{d}t}=0$,则方程式(4-2-7)的解为

$$x=-A_0\cos\omega_0 t \tag{4-2-8}$$

将式(4-2-8)对时间求导,可得运动方程:

$$v=\omega_0 A_0\sin\omega_0 t \tag{4-2-9}$$

由式(4-2-8)、式(4-2-9)可见,物体作简谐振动时,位移和速度都随时间周期变化,式中 $\omega_0=\sqrt{\frac{k}{m}}$ 为振动的角频率。

(1) 称量垂直运动超声接收器的质量 m,并记录。

(2) 类似于图 4-2-3 安装测量仪器,将弹簧通过一段细线悬挂于电磁铁上方的挂钩孔中,垂直运动超声接收器的尾翼悬挂在弹簧上。测量接收器悬挂上之后弹簧的伸长量 Δx,计算 k 及 ω_0($k=\frac{mg}{\Delta x}$, $\omega_0=\sqrt{\frac{k}{m}}$)。

(3) 进入[设置]选项卡,将采样时间间隔设置为 100ms,采样长度设为 20s,并保存。

(4) 进入[测量]选项卡,将超声接收器从平衡位置下拉约 20cm,松手让超声接收器自由振荡,同时按测量键,让实验仪按设置的参数自动采样。采样结束后会显示如式(4-2-9)

描述的速度随时间变化关系。

(5) 查阅数据，记录第 1 次速度达到最大时的采样次数 N_{1max} 和第 11 次速度达到最大时的采样次数 N_{11max}，就可计算实际测量的运动周期 T 为：

$$T=\frac{(N_{11max}-N_{1max})}{10}\times 100\text{ms} \tag{4-2-10}$$

其中 100ms 为采样时间间隔，由 T 可计算出角频率 ω，并可计算 ω_0 与 ω 的百分偏差。

以上内容可根据实验时间选择测量。

【注意事项】

(1) 由于温度传感器位于超声波接收器电路中，所以在进行"实验仪的超声波发射频率及室温的校准"步骤时，应注意不要用手触摸超声波接收器所在区域，以免产生温度测量的误差。

(2) 在测量声速的实验中，注意每次要改变砝码的个数，使接收器通过光电门时有不同的平均速度 v 和平均频率 f(测量次数为 6)。

(3) 在进行研究自由落体运动、求重力加速度的实验时，为了保证测量的成功，应调节垂直底座，使导轨尽量垂直于地面；另外，为了减小偶然误差，可进行多次重复测量，获取多次测量数据，将测量的平均值作为测量值。

(4) 在做自由落体运动实验时，一定注意接收器的信号线与悬挂线，保护信号线不被扯断。

(5) 在处理实验数据时，作 f-v 直线和 v-t 直线求斜率，一般采用斜率截距法(或称两点式)：在直线上选取两点 $P_1(x_1,y_1)$ 和 $P_2(x_2,y_2)$，则 $k=\frac{y_2-y_1}{x_2-x_1}$。注意：所取两点不应为原实验数据点，并且所取的两点不要相距太近，以减小误差。

【思考题】

(1) 仪器做变速运动测量时，是根据接收器接收到的频率计算运动速度的，计算式为 $v=u(f/f_0-1)$，此式是由式(4-2-2)得出的，由式(4-2-1)到式(4-2-2)有什么样的前提条件？若在实际运动中前提条件不满足，会带来什么后果？

(2) 小车在导轨上运动时，不可避免地会受到摩擦力的作用，试分析摩擦力对实验结果的影响。

(3) 试利用"验证牛顿第二定律实验"的装置，设计一种实验方案，以测量重力加速度 g，并分析可能的误差来源。

(4) 如何利用多普勒综合实验仪研究其他变速直线运动？

(5) 如何利用现有装置观测弹簧振子在有阻尼情况下的振动，并测定表征阻尼振动的一些参数？

【数据记录与处理】

见表 4-2-1～表 4-2-4。

表 4-2-1　多普勒效应的验证与声速的测量

测量数据							直线斜率 k (1/m)	声速测量值 $u=\frac{f_0}{k}$ (m/s)	声速理论值 u_0 (m/s)	百分偏差 $\frac{u-u_0}{u_0}$
次数	1	2	3	4	5	6				
v(m/s)										
f (Hz)										

$f_0=$________Hz

根据表 4-2-1 验证多普勒效应，用作图法或线性回归法计算直线斜率 k，由 k 计算声速 u 并与声速的理论值比较。

表 4-2-2　匀变速直线运动的测量

	次数	1	2	3	4	5	6	加速度 a(m/s^2)	m (kg)	$\frac{m}{M+m}$
m_1	时间 t (s)									
	速度 v(m/s)									
m_2	时间 t (s)									
	速度 v(m/s)									
m_3	时间 t (s)									
	速度 v(m/s)									

$M=$________kg

以表 4-2-2 中计算出的加速度 a 作纵轴，$\frac{m}{m+M}$ 作横轴作图，若为线性关系，符合式(4-2-6)规律，即验证了牛顿第二定律，且直线斜率应为重力加速度。

表 4-2-3　自由落体运动的测量

	次数	1	2	3	4	5	6	g(m/s^2)	平均值$\bar{g}$(m/s^2)	理论值 g_0	百分偏差$\frac{g-g_0}{g_0}$
m_1	时间 t (s)										
	速度 v(m/s)										
m_2	时间 t (s)										
	速度 v(m/s)										
m_3	时间 t (s)										
	速度 v(m/s)										

由测量数据求得 v-t 直线的斜率，此即为重力加速度 g；求 g 的平均值、不确定度，写出 g 的测量结果；将测量值与理论值比较，求百分偏差。

表 4-2-4　简谐振动的测量

m	Δx	$k=\frac{mg}{\Delta x}$	$\omega_0=\sqrt{\frac{k}{m}}$	$N_{1\max}$	$N_{11\max}$	T	ω	百分偏差$\frac{\omega-\omega_0}{\omega_0}$

根据测量数据计算实际测量的运动周期 T 和角频率 ω，并可计算 ω_0 与 ω 的百分偏差。

（王光昶）

实验 4-3　心电图机的使用及人体心电图的测定

【实验目的】

(1) 了解心电图机的基本结构和原理。

(2) 掌握心电图机的使用方法。

(3) 了解心电图机技术指标的测量。

【实验器材】

ECG-11D 型心电图机、秒表、心电图纸、75%乙醇溶液等。

【实验原理】

心电图机是用来记录由于心房及心室的电激动而引起身体表面各部位的电势差随时间变化的仪器。心电图反映了心脏兴奋的产生、传导和恢复过程中的生物电变化。心电图机在现代医学研究和临床诊断、急救、监护、随访或出诊中广泛用来检查和监测心脏的功能。

心脏周围的组织和体液都是可以导电的，人体可看做一个具有长、宽、厚三度空间的容积导体，心脏正处于这一导体内部。因此，当兴奋在心肌中传播时，在体表相隔一定距离的任意两点放置电极，就可以测量出与之对应的电势变化波形，这些随时间变化的波形就是心电图，此两点就构成了导联。

临床上测量心电图的常规心电图导联是国际通用导联体系，称为标准导联，共有 12 个导联。包括双极肢体导联Ⅰ、Ⅱ、Ⅲ，其各自连接与测量的电势差如图 4-3-1 所示；加压单极肢体导联 aVR 、aVL 、aVF ，其各自连接与测量的电势差如图 4-3-2 所示；以及单极胸导联 6 个，分别为 V_1、V_2、V_3、V_4、V_5 及 V_6，其各自连接与测量的电势差如图 4-3-3 所示。

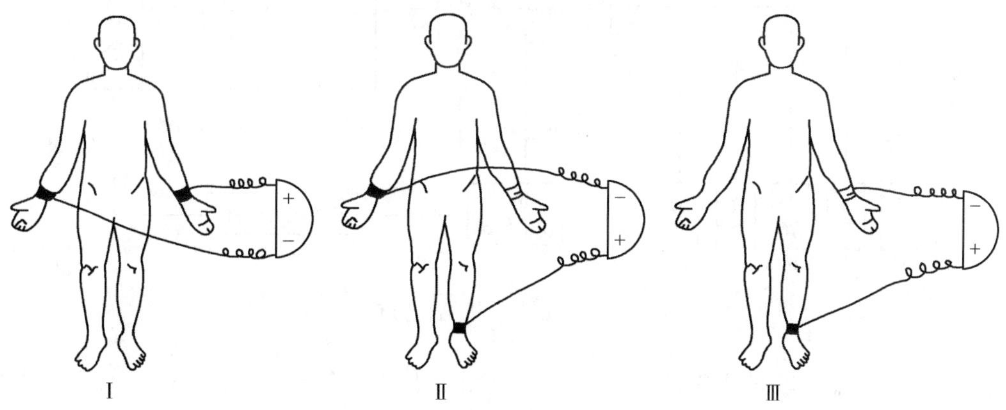

图 4-3-1　双极肢体导联的连接法

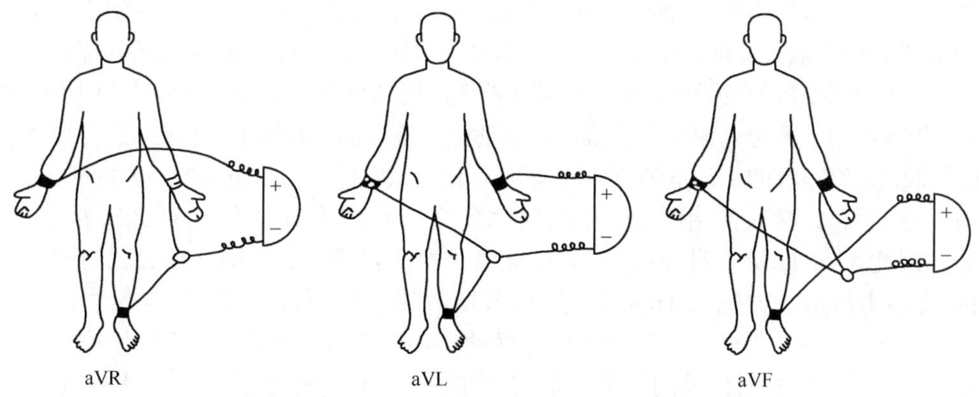

图 4-3-2　加压单极肢体导联的连接法

一般心电图机的结构方框图如图 4-3-4 所示，主要由导联选择器、1mV 标准信号源、电压放大器、功率放大器、记录器、走纸装置和电源等几部分组成。

导联选择器的作用在于将同时接在人体中的多根导线组成各种不同连接的导联，并根

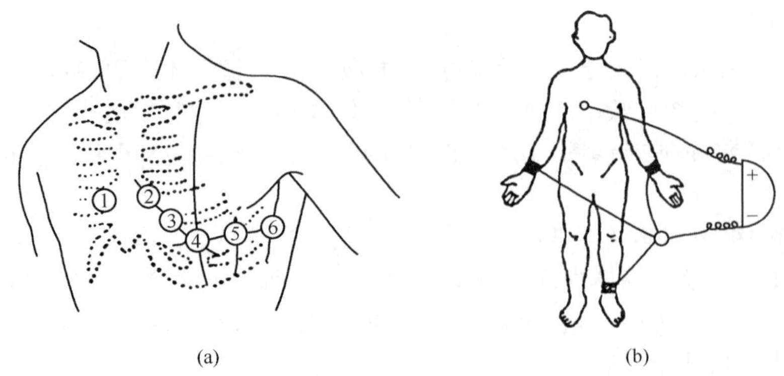

图 4-3-3 胸导联电极的位置及单极胸导联的连接法

(a)胸导联电极的位置;(b)单极胸导联的连接法

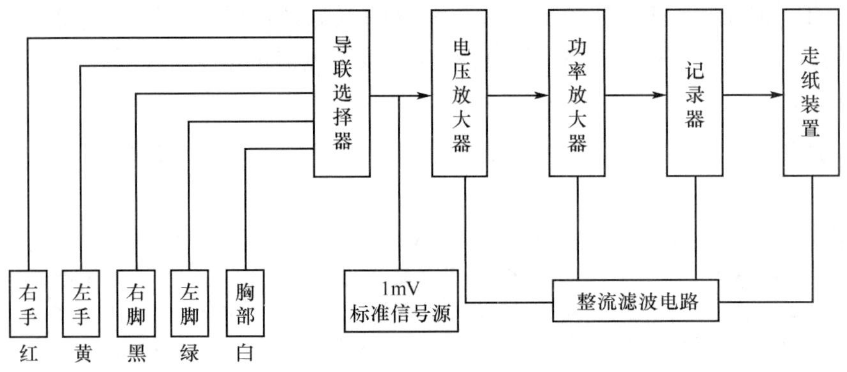

图 4-3-4 心电图机结构方框图

据需要选择某一个导联送入电压放大器。心电图机上的 4 个连于黑色(或灰色)导线上的电极为肢体电极,其中的红、黄、黑和绿色电极分别装于右手臂、左手臂、右脚及左脚;而 6 个连于白色导线的电极为胸部电极,分别接于胸部相应位置。

通过导联选择器的选择,不断将导联线的心电信号送入放大器输入端。由于心电信号是微弱的,所以要用电压放大器加以放大。放大器本身不仅要有足够的增益,而且还要保证较低的噪声电平以利于提高整机的灵敏度。心电信号在放大器得到足够的电压幅度后,送入功率放大器,以得到足够的功率。再送入记录器后就可以推动记录笔,按心电波的变化规律进行摆动。描笔下的记录纸在走纸系统的带动下匀速移动,描笔在记录纸上留下了要记录的心电波形。

描记心电图时,必须使用同一大小的增益做统一标准,作出的图才有可比性,才有诊断的可能。因此,心电图机本身设有 1mV 标准信号源。在描记心电图之前,首先按一下 1mV 定标键,即给电压放大器输入 1mV 信号,调节增益使描笔正好打出 10 小格之后再做心电图。ECG-11D 型心电图机会在记录每个导联的心电图前自动给出 1mV 信号输入。

ECG -11D 型心电图机采用了数字信号处理技术,通过处理器对心电信号进行漂移抑制、交流滤波、肌电滤波及心率检测等处理,保证了信号处理的真实性和可靠性,并且采用数字化隔离技术,使器件的温漂和时漂的影响减至最小,保证了仪器对环境的高适应性。其通过导联电极从人体取出的毫伏级微弱电信号,经过放大单元线性放大成伏特级电信号,再经 A/D 变换后送入控制单元的 CPU,经过 CPU 的处理后信号送入记录器,记录器中的热敏记录头是一种热敏记录部件。精确设计控制单元的控制程序,使步进电机驱动记录纸以恒定的速度向左运动的同时，控制这些发热元件的发热，即可在记录纸上记录下任意的波形和文字。

【实验内容与步骤】

1. 熟悉心电图机面板上各旋钮及开关的名称和作用　图 4-3-5 为本实验使用的 ECG - 11D 型心电图机示意图。该心电图机有自动换导、自动定标及自动复位等功能，且具有交流干扰滤波器和肌电滤波器，因此可对交流干扰较大或高度紧张的患者进行心电图检查。

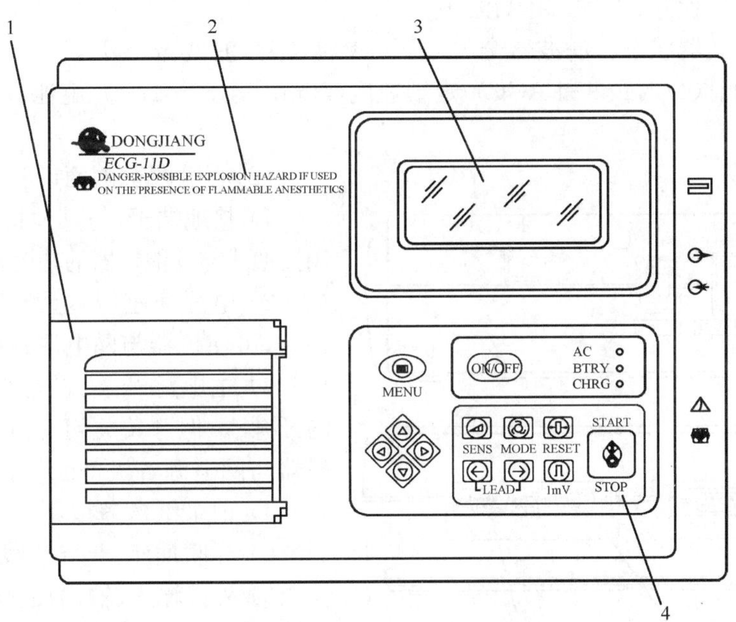

图 4-3-5　心电图机正面图

1. 记录器；2. 危险警告标志；3. 显示屏；4. 轻触式控制面板

（1）心电图机正面说明。

1）记录器：用于安装记录纸，打印心电波形及文字；压侧面记录纸盒盖按钮，开盖存放心电图记录纸。

本机使用 50mm 幅宽的卷筒式记录纸，记录纸安装方法如下：先按图 4-3-6(a)中箭头所指按下按钮便可弹起纸仓盖；然后取出纸轴，穿入卷筒记录纸里，拉出记录纸约 10cm 之后装下，如图 4-3-6(b)所示；最后压下纸仓盖(注意，记录纸不能穿过舱盖胶轮，否则屏幕会产生缺纸提示)，记录纸的安装，如 4-3-6(c)所示。

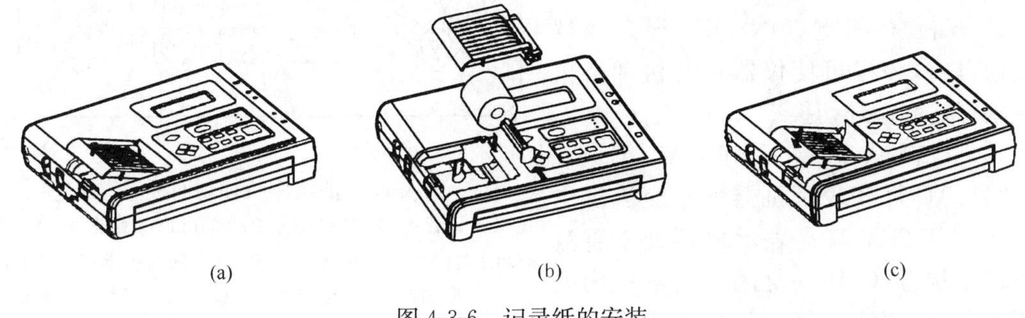

图 4-3-6　记录纸的安装

2）危险警告标志：危险——在易燃、麻醉气体环境下使用有可能爆炸。

3）显示屏：显示屏是一个 192×64 图形点阵液晶显示器，显示屏分为左右两个显示区域，分别显示整机的工作（方式）状态、控制菜单和心电波形。左区域可显示 4 行字符，各行显示内容如下。

第一行：工作模式（自动 1、自动 2、自动 3、自动 4、手动五种模式），缺纸（记录纸?）、走纸（◀）、不走纸（‖），时间。

第二行：导联代号、心率、封闭、溢出。

第三行：滤波器状态。滤波器全关，肌电，交流漂移，滤波器全开。

第四行：增益（1/2，1，2 和 AGC），走纸速度（25mm/s，50mm/s），电池容量标志（电池供电时）。

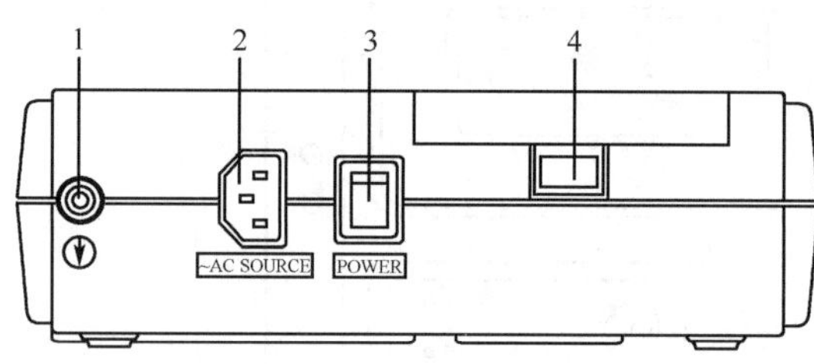

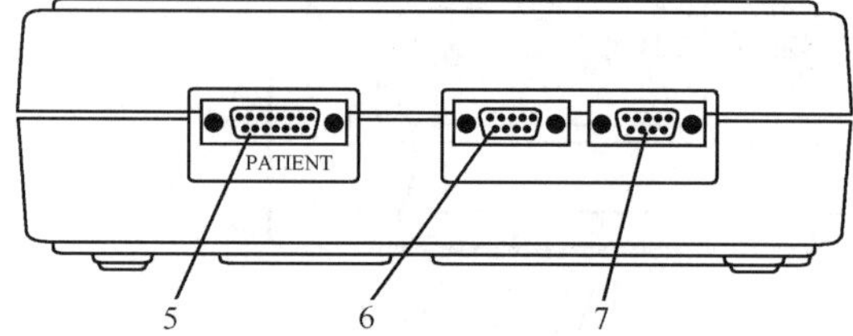

图 4-3-7　心电图机侧面图

1. 接地端子；2. 电源插座；3. 主电源开关；4. 记录纸盒盖按钮；5. 导联插座；6. 外接输入、输出插座；7. RS232 接口

（2）心电图机侧面说明（图 4-3-7）。

1）接地端子：与其他机器一起使用时，用接地线与其他机器的共用地线相连接。

2）电源插座：与电源线相连接。不连接时，可使机器与网电源各极完全断开。

3）主电源开关：进行直流或交流电源的开/关。但开关关闭交流电源时，不能使机器与网电源各极都断开。

4）记录纸盒盖按钮。

5）导联插座：与导联线相接。

6）外接输入、输出插座：①可输入和描记脉波、心音等外接信号。②可将心电信号输出到示波器或其他仪器（即使操作处于准备时也有被选择导联的心电信号输出）。

（3）轻触式控制面板说明（图 4-3-8）。

1）菜单设置键（MENU 键）：用于进入状态设置菜单进行整机的状态设定，停止记录时该键有效，记录时无效。

2）菜单选择键（MENU SELECT 键）：“▼”：向下移动菜单项；“▲”：向上移动菜单项；“◀”：改小设定值；“▶”：改大设定值。

3）开机/待机键（ON/OFF 键）：当仪器已通电时，该键可使仪器在开机和待机两种状态之间循环切换。

4）工作状态指示灯（AC BTRY CHRG）：AC 灯亮表示机器处于交流供电工作状态；BTRY 灯亮表示机器处于直流供电工作状态；CHRG 灯闪烁表示机内电池正在充电，CHRG 灯由闪烁变成恒亮表

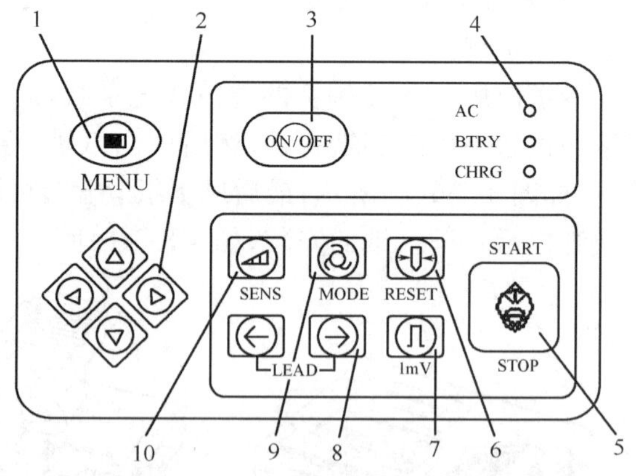

图 4-3-8　心电图机控制面板示意图

1. 菜单设置键；2. 菜单选择键；3. 开机/待机键；4. 工作状态指示灯；5. 记录/停止记录键；6. 导联封闭键；7. 定标键；8. 导联选择键；9. 记录模式设置键；10. 灵敏度转换键

示电池已基本充满。

5）记录/停止记录键（START/STOP 键）：用于开始记录或停止记录波形。

6）导联封闭键（RESET 键）：在记录状态下，RESET 键可用于封闭导联。导联封闭之后，其相应的描记波形为一条直线。实际作心电图时，有时由于漂移的影响导致基线不稳定，按该键可使基线快速回零。基线封闭之后，须再按一次该键才能解除封闭。导联处于封闭时，液晶显示屏在相应的符号“封闭”显示，同时原来显示的波形变为一条直线。

7）定标键（1mV 键）：用于记录状态下打印 1mV 定标波形。

8）导联选择键（LEAD 键）。

“→”：向右转换导联。各种记录模式下导联转换的顺序如下：

自动 1 和手动（标准模式）：Ⅰ　Ⅱ　Ⅲ　aVR　aVL　aVF　V_1　V_2　V_3　V_4　V_5　V_6。

自动 2（欧洲导联）：aVL　Ⅰ　aVR　Ⅱ　aVF　Ⅲ　V_1　V_2　V_3　V_4　V_5　V_6。

自动 3（三导模式）：Ⅰ　aVR　V_1　V_4　Ⅱ　aVL　V_2　V_5　Ⅲ　aVF　V_3　V_6。

自动 4：标准导联 ＋ 节律导联。标准导联顺序按自动 1 模式，节律导联在菜单中设置。

“←”：向左转换导联，导联转换的顺序与“→”相反。

9）记录模式设置键（MODE 键）：用于记录模式之间循环切换，也就是使记录模式在自动 1、自动 2、自动 3、自动 4 和手动之间循环切换，停止记录时该键有效。

10）灵敏度转换键（SENS 键）：用于记录模式为手动时的灵敏度转换，其他记录模式下无效。其转换顺序是：1→2→1/2→1 循环，其中 1 代表 10mm/mV，2 代表 20mm/mV，1/2 代表 5mm/mV。

2. 心电图机走纸速度测量

（1）开机：把左侧主电源开关打开，然后按面板“ON/OFF”键，液晶显示屏显示整机工作状态。

（2）按记录模式键（MODE 键），选择记录模式液晶显示“手动”字样，即选择了手动记录模式。

（3）按导联封闭键（RESET 键），使导联处于封闭状态，液晶显示屏在相应位置显示符号“封闭”。

（4）按菜单选择键（MENU SELECT 键），通过“▼”、“▲”向下或向上移动菜单项，“◀”、“▶”改变设定值，使滤波设置为“滤波器全开”，走纸记录速度为“25mm/s”；再按菜单选择键回到显示整机工作状态。

（5）按开始/停止键（START/STOP 键），液晶屏出现“◀”，开始走纸描记，走纸后按“1mV”定标键，同时按动秒表记录时间，5 秒时再按“1mV”定标键，然后按开始/停止键，停止走纸记录。测量两方波间距离，计算走纸速度。

（6）重复上述步骤（4）、（5），选择走纸记录速度为“50mm/s”，测量 50mm/s 挡的实际走纸速度。

3. 人体心电图的测量

（1）电极安装：本实验只安装肢体电极，胸部电极不安装。连接时，务必使电源开关处于关闭状态。电极应安装在手脚的柔软皮肤上。先用酒精清洗电极安装部位的皮肤，然后将肢体电极（灰色线）的红、黄、黑和绿色电极分别安装于右手臂、左手臂、右脚及左脚，四个肢体电极均安装完毕后，再进行下一步骤。测量过程中，被测者须保持安静。

(2) 开机:把左侧主电源开关打开,然后按面板"ON/OFF"键,液晶显示屏显示整机工作状态。

(3) 该心电图机可通过记录模式设置键(MODE键)选择手动或自动转换导联工作方式。本实验选用手动操作变换导联,按记录模式设置键(MODE键),选择记录模式液晶显示"手动"字样。

(4) 按灵敏度转换键(SENS键),使显示屏第四行第一个数字为"1",即灵敏度为10mm/mV。

(5) 按菜单选择键(MENU SELECT键),通过"▼"、"▲"向下或向上移动菜单项,"◀"、"▶"改变设定值,使滤波设置为"滤波器全开",描记起始为"P波",记录长度为"3",长度基准为"秒",走纸记录速度为"25mm/s",心率打印为"开",再按菜单选择键回到显示整机工作状态。

(6) 按导联选择键(LEAD键),使显示屏第二行显示标准肢体导联Ⅰ的符号"Ⅰ"。

(7) 按开始/停止键(START/STOP键),液晶屏出现"◀",开始走纸描记心电图,每记录3~4个周期的心电图,按动导联选择键的"→"键,改变导联,直到记录完Ⅰ、Ⅱ、Ⅲ、aVR、aVL、aVF六个导联的心电图。然后按开始/停止键,停止走纸记录。

(8) 关机:按ON/OFF键,使液晶显示屏显示消失,将主电源开关关闭,然后再拆除肢体电极。

【注意事项】

(1) 安装心电图记录纸时应注意记录纸有方格的一面对准打印头(即方格记录面向右方),若不对时应调换纸轴的穿入方向,否则打印不出波形。

(2) 测量心电图时肢体电极(灰色线)的红、黄、黑和绿色电极需全部安装完毕后,才能够开始测量。

(3) 心电图测量过程中,被测者须保持安静,过于激动有可能造成心电图机的损坏。

【思考题】

(1) 安装心电图电极时,为什么要先用酒精清洗电极安装部位的皮肤?

(2) 标准导联、加压单极肢体导联所记录的电位变化有何不同?

(李晓原)

实验 4-4 光电效应和普朗克常数的测定

【实验目的】

(1) 通过实验了解光电效应的基本规律,加深对光的量子性的理解。

(2) 测量光电管的弱电流特性,找出不同光频率下的截止电压。

(3) 验证爱因斯坦方程,并测定普朗克常数。

【实验器材】

XD-ZP4智能光电效应实验仪。

【实验原理】

1887年,赫兹用实验验证电磁波的存在时发现,当一定频率的光照射到某些金属表面上时,有电子从金属表面逸出,这种现象叫光电效应,逸出的电子称为光电子。在光电效应中，光显示出了它的粒子性质，所以这种现象对光的本性的认识具有极其重要的意义。

1. 光电效应基本规律　光电效应实验原理如图 4-4-1 所示。其中 S 为真空光电管，K 为阴极，A 为阳极。当频率为 ν 的入射光照射到光电管阴极 K 上时，产生的光电子在电场的作用下向阳极 A 迁移构成光电流，改变外加电压 U_{AK}，测量出光电流 I 的大小，即可得出光电管的伏安特性曲线。图 4-4-2 给出了光电流随加速电位差 U_{AK} 变化的伏安特性曲线。

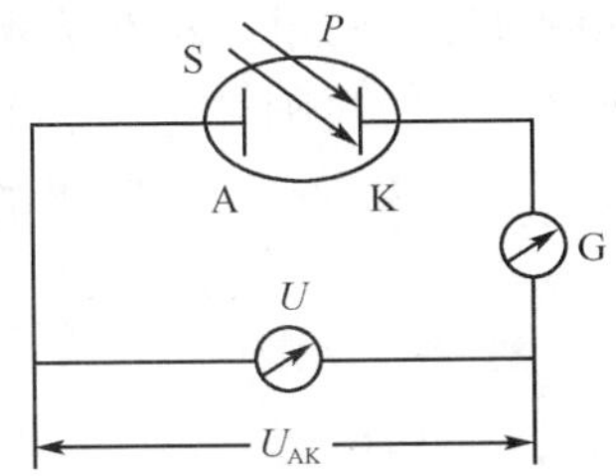

图 4-4-1　光电效应实验原理图

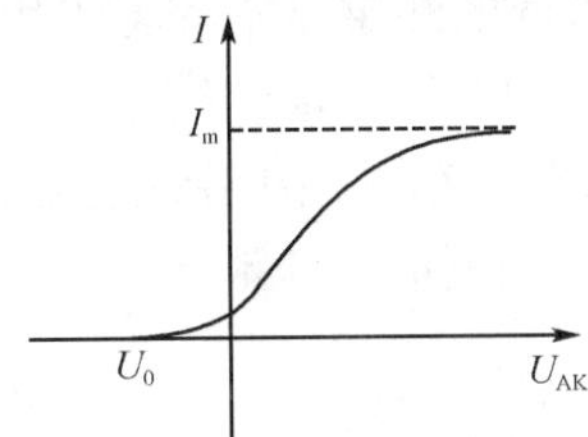

图 4-4-2　光电管的理想伏安特性曲线

实验表明，光电效应有如下的实验规律。

(1) 光电流与入射光强度的关系：对于一定频率的入射光，光电流随加速电位差 U_{AK} 的增加而增加，当加速电位差 U_{AK} 增加到一定数值后，光电流不再增大而达到某一饱和值 I_m，如图 4-4-2 所示。饱和光电流 I_m 的大小与入射光的强度 P 成正比，而与入射光的频率无关。

(2) 截止电压的存在：当 U_{AK} 变成负值时，光电流迅速减小。当加速电位差 U_{AK} 达到一定数值 U_0 时，阴极电流变为“0”。这个相对于阴极为负值的阳极电压 U_0，被称为截止电压。对于不同频率的入射光，其截止电压 U_0 的值不同。

(3) 红限频率的存在：作截止电压 U_0 与频率 ν 的关系，如图 4-4-3 所示，U_0 与 ν 呈线性关系。当入射光频率低于某极限值 ν_0（ν_0 随不同金属而异）时，不论光强多大，照射时间多长，都没有光电流产生，ν_0 称为红限频率。

(4) 光电效应是瞬时效应：即使入射光的强度非常微弱，只要频率大于 ν_0，金属一经照射后立即有光电子产生，所经过的时间至多为 10^{-9} 秒的数量级。

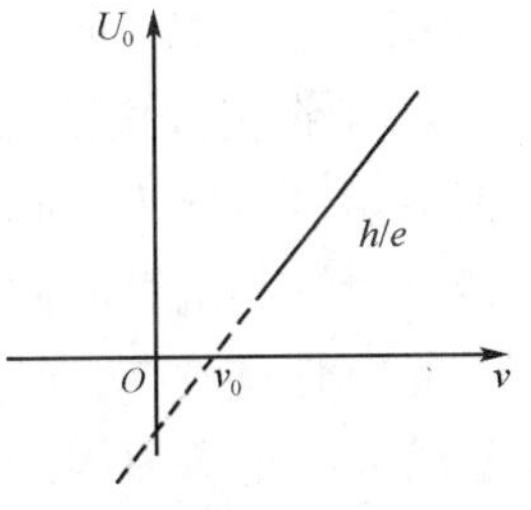

图 4-4-3　截止电压 U_0 与入射光频率 ν 的关系

2. 光电效应方程　光电效应是光的经典电磁理论所不能解释的。1905 年，爱因斯坦大胆地把普朗克提出的辐射能量不连续（量子化）的观点应用于光辐射，提出“光量子”概念，成功解释了光电效应现象。爱因斯坦认为表面上看起来连续的光波是量子化的，单色光是由一些能量为 $E=h\nu$ 的粒子组成的粒子流，这些粒子称为光子。其中 ν 为单色光的频率，h 为普朗克常数（现在的公认值为 $h=6.626\times10^{-34}$ J·s）。当频率为 ν 的光子照射到金属表面上时，光子的能量一次性被金属中的电子全部吸收，而无需积累能量的时间，一个电子只能吸收一个光子的能量。电子所获得的能量一部分用来克服金属表面对它的吸引力做功，余下的能量就成为电子逸出金属表面后光电子的动能。按照能量守恒原理，爱因斯坦提出了著名的光电效应方程：

$$h\nu=\frac{1}{2}mv_0^2+A \tag{4-4-1}$$

式中：A 为金属的逸出功，$\frac{1}{2}mv_0{}^2$ 为光电子获得的初始动能。由式(4-4-1)可见，光电子的初动能与入射光频率 ν 呈线性关系，而与入射光的强度无关。当光子的能量 $h\nu_0<A$ 时，电子不能脱离

金属，此时不论用多强的光照射金属都不会产生光电效应。根据式(4-4-1)，产生光电效应的最低频率是 $\nu_0=\dfrac{A}{h}$，即红限频率。由于不同金属的逸出功数值不同，所以有不同的红限频率。只有当入射光的频率 $\nu>\nu_0$ 时才有光电流。当 $\nu>\nu_0$ 时，光电子具有较大动能，在阳极不加电压，甚至阳极电位低于阴极电位时，也会有光电子到达阳极产生光电流。

3. 普朗克常数的测定 本实验采用减速电场法，如图 4-4-1 所示。单色光透过光电管的玻璃口照射到阴极 K 上，从 K 发射出的光电子向阳极 A 运动，在阳极加上相对阴极为负的电压 U_{AK}，以阻止光电子向阳极运动。随着反向电压 U_{AK} 的增加，到达阳极的电子数减少，光电流减少。当反向电压满足：

$$eU_0=\frac{1}{2}mv_0^2 \tag{4-4-2}$$

光电流为零，U_0 即为截止电压。

当阳极电位高于截止电压后，随着阳极电位的升高，阳极对阴极发射的电子的收集作用增强，光电流也随之上升；当阳极电位高到一定程度，已把阴极发射的光电子几乎全收集到阳极，再增加 U_{AK} 时光电流 I 也不再变化，光电流出现饱和。饱和光电流 I_m 的大小与入射光的强度 P 成正比。

将式(4-4-2)代入式(4-4-1)可得：

$$U_0=\frac{h\nu}{e}-\frac{A}{e} \tag{4-4-3}$$

式(4-4-3)表明，对同一种光电阴极材料制成的光电管，其截止电压 U_0 是频率 ν 的线性函数，直线的斜率 $k=\dfrac{h}{e}$。只要用实验方法得出不同频率的入射光所对应的截止电压，求出直线斜率，就可算出普朗克常数 $h=ke$。本实验的关键是获得单色光、正确确定截止电压，作出 U_0-ν 图。实验中，单色光可由水银灯光源经过单色仪选择谱线产生。

4. 阳极反向电流、暗电流和本底电流对截止电压 U_0 的影响 理论上，测出各频率的光照射下阴极电流为零时对应的 U_{AK}，其绝对值即该频率的截止电压 U_0，然而本实验不可避免地会受到光电管的阳极反向电流、暗电流及本底电流等非理想因素的影响。

光电管在没有受到光照时，也会产生电流，称为暗电流，它是由阴极的热电子发射及光电管管壳漏电等原因产生的。与阴极正向光电流相比，暗电流的值很小，且基本上随电位差 U_{AK} 呈线性变化，因此可忽略其对截止电压的影响。本底电流是由于光电管周围漫反射的杂散光入射到光电管上所致，可以在光电管制作或测量过程中采取适当措施以减小它的影响。另外，由于光电管在制造过程中，工艺上很难保证阳极不被阴极材料所污染(即阴极表面的低逸出功材料溅射到阳极上)，而且这种污染还会在光电管的使用过程中日趋加重。被污染后的阳极逸出功降低，当入射光照射阳极或入射光从阴极反射到阳极之后都会造成阳极光电子发射。U_{AK} 为负值时，阳极发射的电子向阴极迁移构成了阳极反向电流。所以，实验中测得的电流特性曲线，是阳极光电流和阴极光电流叠加的结果，如图 4-4-4 的实线所示。图 4-4-4 显示，实测曲线光电流为零处阴极光电流并未被遏止，此时对应的 U_a' 也并非截止电压。当加大加速电压 U_{AK} 时，伏安特性曲线接近饱和区段时，阴极光电流才为零，该点对应的电压 U_{AK} 正是截止电压 U_0。实验的关键是准确地找出各选定频率入射光的截止电压 U_0。

5. 零电流法和拐点法的选择 由于本实验仪器的电流放大器灵敏度高，稳定性好；光电管阳极反向电流、暗电流和本底电流水平也较低。在测量各谱线截止电压 U_0 时,可采用以下两种方法。

(1) 零电流法,即直接将各谱线照射下测得的电流为零时对应的电压 U_{AK} 的绝对值作为截止电压 U_0。此法的前提是阳极反向电流、暗电流和本底电流都很小,这样用零电流法测得的截止电压与真实值相差才较小。为了减少实验误差,光电管阳极应用逸出功较大的材料制作,制作过程中尽量防止阴极材料蒸发,实验前对光电管阳极通电,减少其上溅射的阴极材料,实验中避免入射光直接照射到阳极上。

(2) 拐点法,由于阳极的污染,实验时出现了阳极反向电流。由图 4-4-4 可见,特性曲线与横轴交点的电流虽然等于"0",但阴极光电流并不等于"0",交点的电位差 U'_a 也不等于截止电位差 U_0。U'_a 与 U_0 两者之差由阴极电流上升的快慢和阳极电流的大小所决定。由于电极结构等种种原因,实际上阳极反向电流往往饱和缓慢,在加速电位差负到 U_0 时,阳极电流仍未达到饱和,所以阳极电流刚开始饱和的拐点电位差 U''_a 也不等于截止电压 U_0。U''_a 与 U_0 两者之差视阳极电流的饱和快慢而异,阳极电流饱和得越快,两者之差越小。若是阳极光电流能较快地饱和,在负电压增至 U_0 之前阳极电流已经饱和,则伏安特性曲线在阳极电流进入饱和段后有着明显的拐点,如图 4-4-4 所示,此拐点的电位差即为截止电压 U_0。

对于不同的光电管应该根据其电流特性曲线的不同采用不同的方法来确定其遏止电位差。假如光电流特性的阴极电流上升得很快,阳极电流很小,则可以用零电流法测量;若反向特性曲线的阳极电流虽然较大,但其饱和速度很快,则可用拐点法。

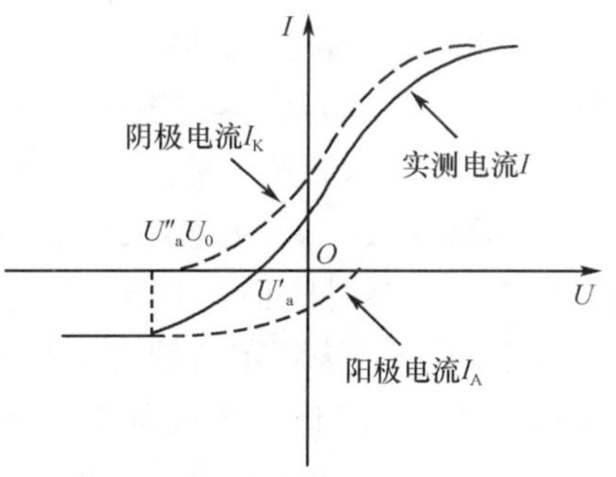

图 4-4-4 光电管的实测伏安特性曲线

6. XD-ZP4 智能光电效应实验仪的结构及参数

XD-ZP4 智能光电效应实验仪由汞灯及电源、滤色片、光阑、光电管、测试仪等构成,仪器结构如图 4-4-5 所示,实验仪的调节面板如图 4-4-6 所示。实验仪有手动和自动两种工作模式,具有数据自动采集、存储、实时显示采集数据、动态显示采集曲线(连接普通示波器,可同时显示 5 个存储区中存储的曲线)及采集完成后查询数据的功能。

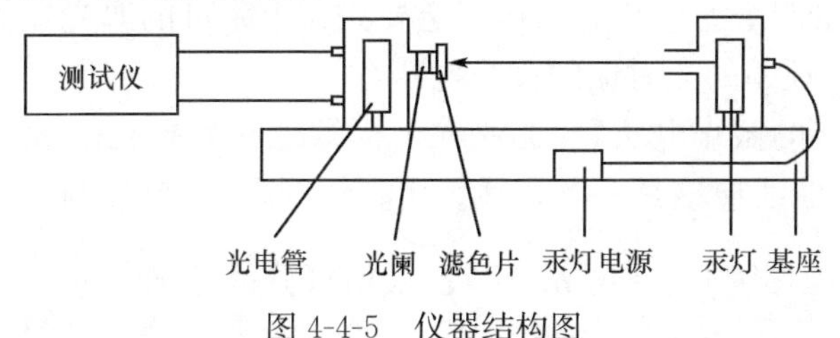

图 4-4-5 仪器结构图

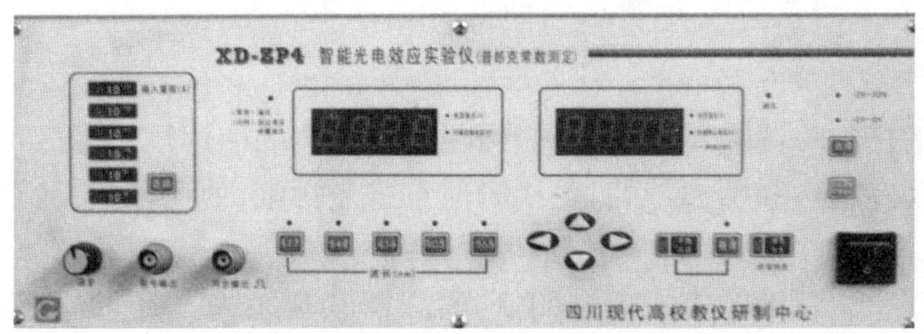

图 4-4-6 实验仪调节面板

汞灯：变压 50W，与整流器、光电管暗盒一体化设计，等高共轴，间距可调，可用谱线波长为 365.0nm、404.7mn、435.8nm、546.1nm、577.0nm。

滤色片：共 5 片，透射波长为 365.0nm、404.7mn、435.8nm、546.1 nm、577.0nm。

光阑：共 3 片，直径分别为 2mm、4mm、8mm。

光电管：光谱响应范围为 340～700nm，暗电流为 $I \leqslant 2 \times 10^{-12}$ A($-2 \leqslant U_{AK} \leqslant 0$V)。

光电管电压调节范围：共两挡，即：−2～+2V、−2～+50V，三位半数显，示值精度≤±1%。

微电流放大器：共 6 挡，电流可调范围为 $10^{-8} \sim 10^{-13}$ A，分辨率为 10^{-13} A，三位半数显，稳定度≤0.2%。

【实验内容与步骤】

1. 测试前准备

(1) 将测试仪及汞灯电源接通(盖上光电管暗箱和汞灯的遮光盖)，预热 20 分钟(注意：汞灯一旦开启，不要随意关闭)。

(2) 将汞灯光输出口对准光电管输入口，调整光电管与汞灯的距离为 40cm 并保持不变。

(3) 用专用连接线将光电管暗箱电压输入端与测试仪电压输出端(后面板上)连接起来(红—红，蓝—蓝)。

(4) 将"电流量程"选择开关置于所选挡位(测截止电压时处于 10^{-13} A 挡，测伏安特性时处于 10^{-10} A 挡)，仪器在充分预热后，进行测试前调零。旋转"调零"旋钮使电流指示为 000.0×(10^{-13})A。调零后用专用电缆将电流输入连接起来，按"调零确认/系统清零"键，系统进入测试状态。(注意：实验仪在开机或改变电流量程后，都会自动进入调零状态，应重新调零。调零时应将光电管暗箱电流输出端 K 与测试仪微电流输入端断开)。

2. 用零电流法测定普朗克常数 *h*

(1) 将"电压"选择按键置于−2～+0V 挡，"电流量程"选择在 10^{-13} A 挡并重新调零。

(2) 将直径为 4mm 的光阑及波长为 365.0nm 的滤光片装在光电管暗箱的光输入口上。

(3) 通过"↑、↓、→、←"键从低到高调节电压 U_{AK} 的值，观察电流值的变化，寻找光电流 I 为零时测试仪中显示的电压值，此电压值即可认为是该频率入射光对应的截止电压 U_0。重复测量 4 次，并将 U_0 记录下来。

(4) 依次更换其余四个滤色片(注意：一定要先盖上汞灯的遮光盖再更换滤光片)，重复以上测量步骤，记录各频率的光对应的截止电压。

(5) 把不同频率下的截止电压 U_0 绘制在坐标纸上。如果光电效应遵从爱因斯坦的光电方程，则 $U_0 = f(\nu)$ 曲线应该是一条直线。由直线图求出直线的斜率 k，根据 $h = ke$ 求出普朗克常数 h 的实验值，并与公认值 h_0 比较，求出百分偏差 $B = \dfrac{h - h_0}{h_0} \times 100\%$，式中 $e = 1.062 \times 10^{-19}$ C，$h_0 = 6.626 \times 10^{-34}$ J·s。

【注意事项】

(1) 使用前请仔细阅读使用说明书，必须在了解仪器的使用规则后方可进行实验。

(2) 滤色片是经精选和精加工的，更换时注意避免污染，使用前应用擦镜纸认真揩擦以保证良好的透光。

(3) 实验过程中注意随时盖上汞灯的遮光盖，严禁让汞光不经过滤光片直接入射光电管窗口，以免强光照射阴极缩短光电管寿命。

(4) 实验结束后及时按要求关闭仪器，注意保护光电管。

【思考题】

(1) 什么是光电效应？光电效应的实验规律有哪几方面？用波动理论去解释时遇到了哪些困难？

(2) 如果一种物质逸出功为 2.0eV，那么它做成光电管阴极时能探测的波长红限是多少？

(3) 测定普朗克常数图 4-4-3，截止电压 U_0 与入射光频率 ν 的关系的关键是什么？怎样根据光电管的特性曲线选择适宜的测定截止电压 U_0 的方法？

(4) 测定普朗克常数的实验中有哪些误差来源？实验中如何减少误差？你有何建议？

(5) 在实验中，若改变光电管上的照度，对 I-U 曲线有何影响？

【数据记录与处理】

(1)根据表 4-4-1 的数据在坐标纸上作 U_0-ν 直线，得出直线的斜率 k 后，即可用 $h = ke$ 求普朗克常数 h，与公认值 h_0 比较求百分偏差 $B = \dfrac{h - h_0}{h_0}$。

表 4-4-1　测量截止电压记录表格

波长(nm)	365	405	436	546	577
频率 ν ($\times 10^{14}$ Hz)	8.214	7.408	6.879	5.490	5.196
截止电压 U_0(V)					

(2) 根据表 4-4-2 的数据在坐标纸上作 I-U_{AK} 关系曲线。

表 4-4-2　光电管伏安特性测试记录表格

电压 U_{AK} (V)	
电流 I (10^{-10} A)	

（王光昶）

实验 4-5　X-CT 计算机模拟实验——图像重建和窗口技术

【实验目的】

(1) 掌握 X-CT 图像重建的过程，体会像素大小对图像质量的影响。

(2) 加深对窗位、窗宽及窗口技术的理解。

(3) 了解不同的窗位、窗宽取值在观察图像时的意义。

【实验器材】

计算机、Microsoft Visual Basic 6.0 中文版、“CT 实验课件”应用程序。

【实验原理】

1. CT 图像重建模拟实验　医学 CT 图像包括 X-CT、MRCT、UCT、ECT 四大类，通常所说的 CT 都是指 X-CT 影像。CT 图像重建是运用一定的物理技术，获取生物体某断层上的生物信息，采用一定的数学方法，求得该断层上的 CT 值分布，然后再应用计算机技术把此二维分布矩阵转变为灰度分布的物理图像。

扫描是为获取投影而采用的一种物理技术，是用近于单能窄束的 X 射线束以不同的方式，沿不同的方向，按照一定的顺序对受检体的体层进行投照。扫描的方式有平移扫描、旋转扫描、平移加旋转扫描等。

本实验中用三维动画的方式模拟了对头部的平移扫描和旋转扫描，形象地反映了这两种扫描的扫描方式及扫描过程。

对生物体扫描后，获取足够的投影数据，然后采用数学算法，求得二维 μ 值分布 $\mu(x,y)$，再将 μ 值分布转换成对应像素的 CT 值分布 CT(x,y)，此后，通过电子计算机技术再把 CT 值分布转换为图像画面上的灰度图像，即显示生物体这一体层平面上的组织或器官的图像。这一过程即为图像重建。

2. CT 窗口技术 经扫描获取的像素 CT 值数字矩阵直接转换成的图像，往往不能直接被临床利用，必须对图像加工处理，之后才能转变为可利用的图像。"窗口技术"便是图像处理技术中最典型的一种。

所谓窗口技术是指 CT 机放大或增强某段范围内灰度的技术，即把人体中与被观察组织的 CT 值范围相对应的灰度范围确定为放大或增强的灰度范围，把确定灰度范围的上限以上增强为完全白，把确定灰度范围的下限以下压缩为完全黑，这样就放大或增强了确定灰度范围内不同灰度之间黑白对比的程度。这个被确定为放大或增强的灰度范围叫做窗口，放大的灰度范围上下限之差叫窗宽，放大的灰度范围的平均值，即所放大灰度范围的灰度中心 CT 值叫窗位。如果用 CT 值表示，则：

$$\text{窗宽} = CT_{max} - CT_{min} \tag{4-5-1}$$

$$\text{窗位} = \frac{CT_{max} + CT_{min}}{2} \tag{4-5-2}$$

要观察的病变组织不同，应选择的窗位、窗宽也不同，需根据理论，结合临床实际经验选择合适的窗位和窗宽。

【实验内容与步骤】

1. 进入实验软件

(1) 打开计算机，安装 Visual Basic 6.0，将光盘中的"ctsy"(CT 实验)文件夹复制到硬盘下。

(2) 打开 ctsy、CT 实验课件，运行应用程序。

(3) 在 CT 实验动画片头中，单击"开始"进入目录页，在目录页中单击"CT 影像模拟重建"，出现重建实验介绍完毕后，再单击"进入实验"按钮进入实验环境。

2. 读取数据，建立原图像

(1) 在"输入物体名"框中输入物体名(a、b、c、d 等，参见帮助)，单击"旋转扫描"或"平移扫描"，再单击下排的向右箭头按钮，图像框内开始扫描。图 4-5-1 中所示为平移扫描正在进行中。

(2) 扫描结束，单击"关闭扫描"按钮，然后单击"处理投影数据进行重建运算"按钮，进入重建 CT 窗体，如图 4-5-2 所示。

(3) 单击"显示图像"按钮，"1. 原始物体图"窗口中显示的即为扫描所得的未运算原始图像。若"2. 求解后的重建图像(160 × 160)"、"3. 像素数减少 3/4(即像素尺寸扩大 4 倍)的重建" 和"4. 像素阵减为 1/16 即像素尺寸扩大 16 倍的重建图像"的窗口中有图，则先"清空"。

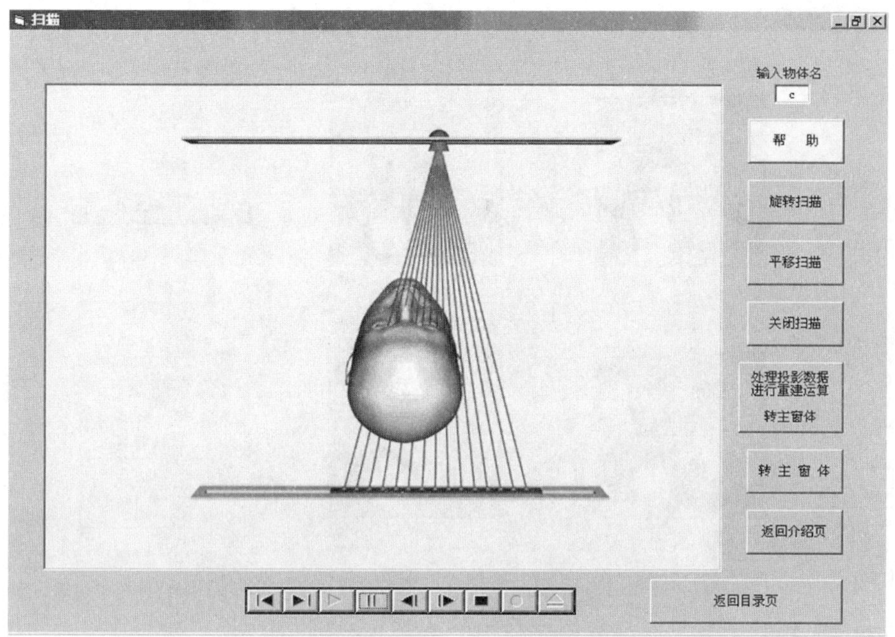

图 4-5-1　模拟平移扫描进行中

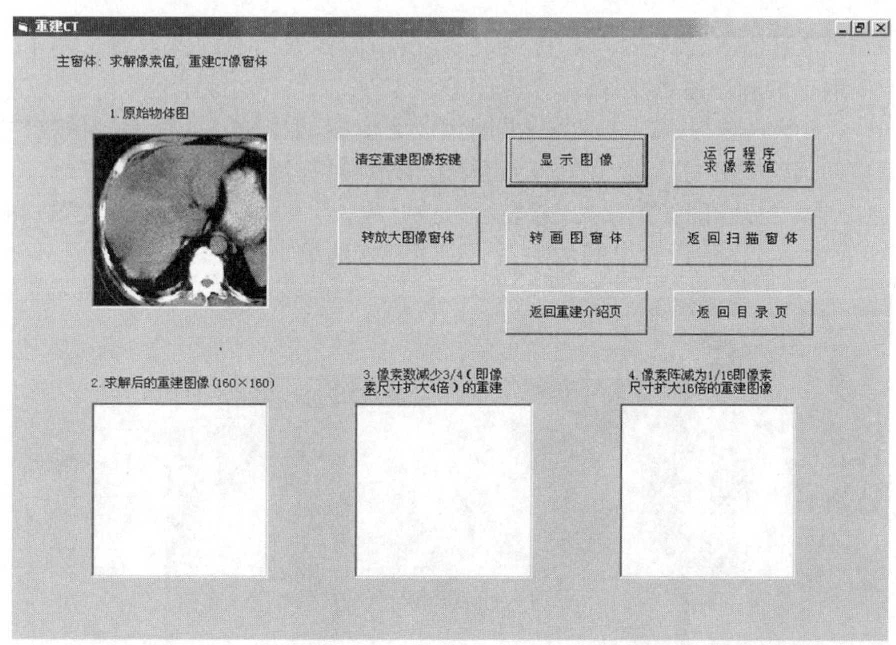

图 4-5-2　重建 CT 窗体

3. 用不同像素重建图像

(1) 单击“运行程序求像素值”按钮，开始运算。状态栏内提示：“正在运行程序，请稍候！”运行完毕，提示消失。

(2) 再单击“显示图像”按钮，三幅由不同像素组成的图像分别显示在三个图像框中。观察像素大小不同对应的图像质量的差别。

(3) 单击“转画图窗体”按钮进入如图 4-5-3 所示的界面。

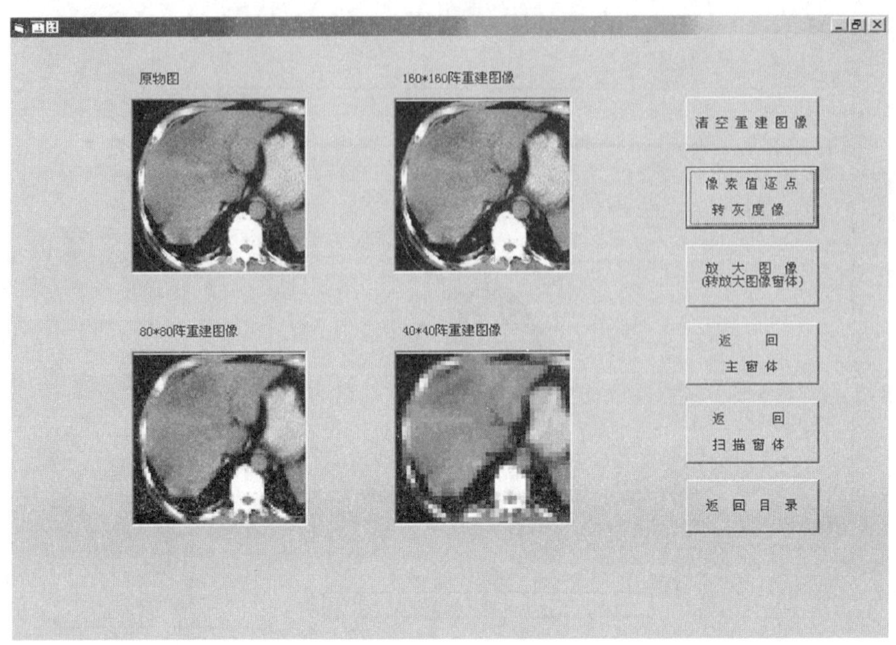

图 4-5-3 画图窗体

(4) 单击“像素值逐点转灰度像”按钮，三幅由不同像素组成的图像将从左下角开始自左向右，由下而上的顺序逐点成像。

(5) 单击“放大图像”按钮，进入“ctfd”图像放大窗体，如图 4-5-4 所示。单击“重建图像放大运算”按钮，状态栏内提示：“正在运行程序，请稍候！”运行完毕，提示消失。

(6) 逐个单击“显示图像 1 放大”、“显示图像 2 放大”和“显示图像 3 放大”按钮，观察图像并体会像素大小与图像质量之间的关系。记录观察结果于表 4-5-1 中。

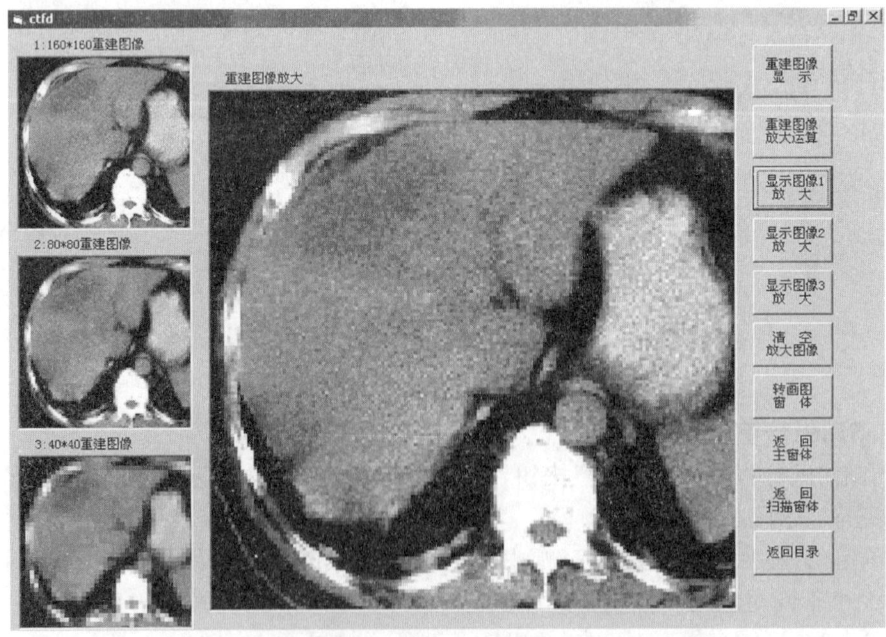

图 4-5-4 图像放大窗体

4. CT 窗口技术

（1）返回目录页，单击“CT 窗口技术”按钮，出现窗口技术实验介绍，再单击“进入实验”按钮进入实验环境，界面如图 4-5-5 所示。

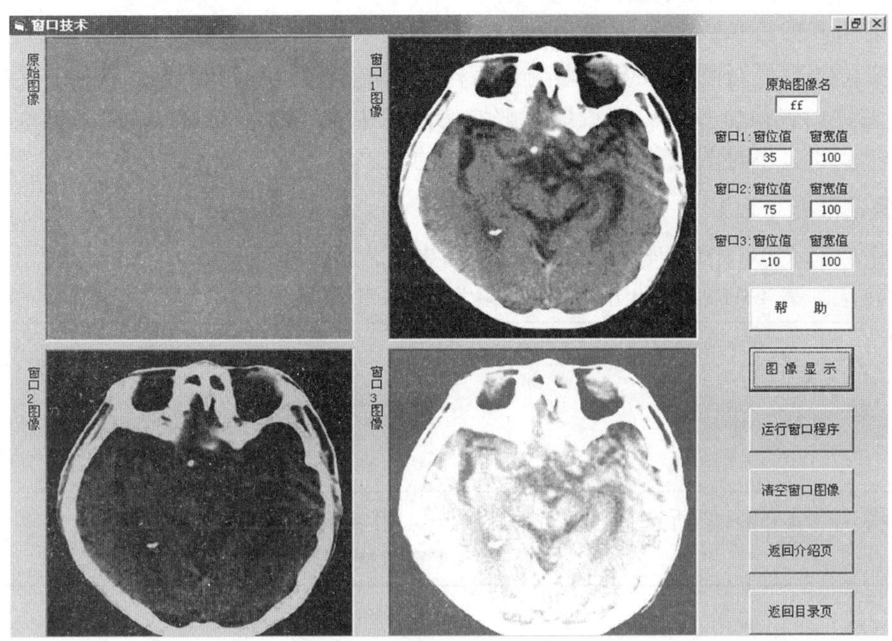

图 4-5-5　窗口技术窗体

（2）在“原始图像名”Text 框中输入原始数字图像名（aa，bb，…，jj；cka，ckb 等，参见帮助），窗口 1、窗口 2、窗口 3 的窗位、窗宽 Text 框中分别输入数值，单击“运行窗口程序”按钮开始运行。状态栏内提示：“正在运行程序，请稍候！”运算完毕，提示消失。

（3）单击“图像显示”按钮，在窗口 1、窗口 2、窗口 3 图像框中将显示运行结果，如图 4-5-5所示。

（4）单击“清空窗口图像”按钮，清空窗口。

（5）重复第(2)步，输入不同的原始图像名，选择不同的窗位、窗宽，运行窗口程序，观察运行结果，为每个原图找出你认为最理想的窗位、窗宽，填入表 4-5-2 中。

（6）为分析图像细部选择窗位、窗宽：选取图像名为 dd 的原始图像，指定图像上面部位为 A 部，下面中间部位为 B 部，如图 4-5-6 所示。为 A、B 部位找出你认为最理想的窗位、窗宽，填入表 4-5-3 中。

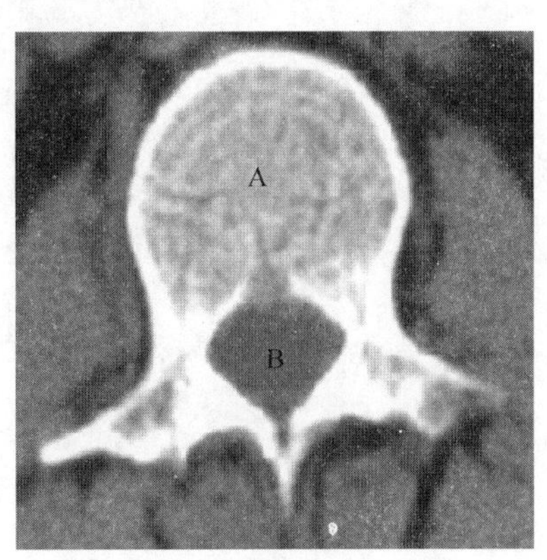

图 4-5-6　原始图像 dd

（7）单击“返回目录页”按钮，退到目录窗口，再单击“结束”按钮结束实验。

【注意事项】

（1）在放大图像窗体观看到的放大图像只是图像尺寸的放大，图像矩阵不变，即不是数字图像本质上的放大，不是通过内插像素改变图像矩阵大小。

（2）ctsy 文件夹中包含的文件夹及所有文件属于

"CT 实验课件"的数据库,学生做实验时不要做任何修改,以保证实验顺利进行。

【思考题】

(1) CT 像的重建过程有哪几个步骤?

(2) 采用各种数学算法的目的是什么?

(3) 窗位的高低对图像灰度的影响是怎样的? 要更细致地了解原始图像中发白的部位的细节应怎样设置窗位? 要更细致地了解原始图像中发黑的部位的细节应怎样设置窗位?

(4) 窗宽的大小对图像灰度的影响是怎样的?

【数据记录与处理】

(1) 将像素大小与图像质量关系的观察结果填入表 4-5-1 中。

表 4-5-1 像素大小与图像质量之间的关系(原始图像名:________)

像素值	观察结果

(2) 将观察不同图像所选择的窗位、窗宽填入表 4-5-2 中。

表 4-5-2 CT 窗口技术

原物名	aa	bb	cc	dd	ee	ff	gg
窗位							
窗宽							

(3) 将分析图像细部时所选择的窗位、窗宽填入表 4-5-3 中。

表 4-5-3 实验结果

原始图像 dd	A 部	B 部
窗位		
窗宽		

(丁晓东)

第五章 设计性实验

设计性实验基础知识

1. 设计性实验的性质和特点

(1) 科学实验与常规教学实验的区别:科学实验是为了预测、验证或获取新的信息,通过技术操作观测预定实验方法所产生的现象。一般来说,实验全过程可分为五个环节:①选定实验课题。根据课题要求查阅文献、资料。②确定实验设计方案。包括理论依据、物理模型、实验方法、配套仪器(选择或自行制作)和具体程序等。③按预定的方案进行实验。在此过程中,根据实验所观测的结果必要时对设计方案做修正,观察实验现象并记录相关的实验数据。④分析整理得出结论。对所得实验数据做综合分析讨论,总结归纳得出实验结论。⑤论文报告。包括课题任务、实验方法、理论依据、实验结果、分析讨论、参考文献等。

一般来说,完成前四个实验环节后,还要对实验所得的结果作进一步的分析,讨论是否达到预期的实验目标。若实验未能达到预期的目标,要分析原因,找到修正的方案;或进一步完善实验设备或改进实验方法重新做实验,从而得出实验结果,总结得出新的规律。因此,科学实验是一个探索的过程,能否实现既定目标有不确定的因素存在,有可能成功也可能失败,还可能有意外的新发现。

常规教学实验有别于科学实验,尤其是基础实验更是以教学为目的,基本属于继承和接受前人知识、技能,重复前人所做工作的范畴。常规教学实验多是对一些实验现象的验证,多数是经典实验,而且实验的仪器和方法都是精心准备并能成功完成的。一般来说,这类实验经过长期教学实践的考验,不论在实验原理、实验方法、仪器配套、内容取舍、现象观察、数据控制等方面都具有基础性、典型性和继承性的意义。其目标不在于探索,而在于通过实验传授知识、技能及培养学生的能力,是科学实验入门的基础训练。因此,常规教学实验和科学实验从目标、内容和形式上都有区别。

常规教学实验虽说大多数是验证性实验,对加强学生的感性认识及实验基本操作技能是很有利的。但从培养学生的综合素质的角度来看,学生缺乏独立思考、丰富想象力及创新意识的锻炼机会,存在着一定的弊端。科学技术高速发展对人的创新能力的要求越来越高,加强综合性创新能力的培养已成为教育改革的重要任务。物理学是一门综合性基础学科,又是一门实验科学,它的发展过程中与数学、化学、生物学等其他自然科学有着密切的关系。物理实验课是用实验方法研究物理现象的本质和规律,因此物理实验课的教学应把培养科学实验能力和科学学素养放在首位。因此,本着实验教学应"开发学生智能,培养与提高学生科学实验能力和素养"这个根本目的来看,当学生完成过一定数量和类型的基础实验训练后,在教学中开出设计性实验,进而进行科学实验全过程的训练,是培养和提高学生分析问题和解决问题综合能力的一个良好平台。

(2) 设计性实验的性质和特点:设计性实验是指学生在教师的指导下,根据给定的实验目的和实验条件，自己设计实验方案、选择实验器材、拟定实验程序、自己做实验，并对实验结果进行分析处理。设计性实验是结合课程教学或独立于课程教学而进行的，是一种介于常规教学实验与科学实验之间，具备对科学实验全过程进行初步训练特点的教学实验，强化对学生的实验技能及实验设计思想的培养。设计性实验可以是单一知识的运用，也可以是多知识点的综合运用。通常由教师给出实验目的、要求和实验条件，由学生自主进行实验方案设计并组织完成，所以，设计性实验带有试探性、研究性。设计性实验的题目又具有一定的综合性、探索性。它不但要求学生综合多种知识和多种实验原理来设计实验方案，而且要求能运用已有知识去发现问题、分析问题、解决问题，着重培养学生独立解决实际问题能力、创新能力及组织管理能力。

设计性实验的开设，打破了传统实验教学固定的模式，学生由被动学习变为主动探究，学习的积极性得到了有效地调动。在实验过程中，学生的独立思维、才智和个性得到了充分的尊重和发挥，从根本上改变了千人一面的传统教学模式，体现了以人为本的教育思想。

因此，设计性实验的项目和内容都是经过精心挑选，要具有综合性、典型性、探索性和可操作性。一般是由教师提出若干课题，这些课题有一定的探索性内容或部分设计性内容，并明确课题的任务和要求，以及实验室可能提供的条件。要求学生通过查阅有关资料，确定实验方案，或者是由学生自行完成部分设计任务。设计性实验的项目和内容，既要考虑实验室所具备的条件，又要有可行性，即要考虑到学生的知识储备和实验操作技能水平，以保证学生在给定的教学时数内能完成实验。做设计性实验时，通常要求学生自行推证有关理论，确定实验方法，选择配套仪器设备，然后进行实验，最后写出比较完整的实验报告。

设计性实验的主要工作包括以下几个方面：

1）选定实验题目，设计实验方案。选题时首先要考虑学生的总体知识水平，其次要考虑实验室现有的设备条件，另外设计的实验应该具有社会适用性。

2）根据实验题目的要求及实验的精度，确定所应用的原理、实验方法以及测量方法和条件。由学生自己调研和查阅资料，首先要考虑实验理论依据是否充分，其次要兼顾经济性、环保性、实用性等因素。

3）选定实验的配套仪器。在实验室提供相应的实验设备、仪器和相关条件的基础上，学生可根据自己的需求进入实验室选择和配置实验仪器设备，自行装配、调试实验装置。

4）明确对测量数据的合理处理方法，并在实验中检验实验方案的正确性与合理性。完成实验后，要求写出在实验结果上有见解性的结论、有较充分的理论分析、有建设性实验体会的实验报告。

2. 设计性实验方案的选择和仪器的配套

（1）实验方案的选择：根据实验所研究的内容，查阅相关的资料，收集了解各种可能的实验方法。再根据实验原理，确定可行的实验方法及其相应的实验计算公式。然后分析比较各种方法可能得到的实验精确度，最后确定一种符合现有的实验条件并能达到实验要求的可行的最佳方案。

例如，电表内阻的测量，通过查找资料可提供的方法有：伏安法、替代法、半偏法、电压比较法、电桥法、补偿法等。这些方法各有优缺点，要综合比较分析各种方法可能引入的系统误差以及消除误差的方法，同时要考虑测量的精确度，及其具备的实验条件和完成实验的可能性，最后再确定最佳的实验方法。

（2）测量方法的选择：当实验方案确定后，为使各测量结果的误差最小，需要分析误差的来源及误差传递的大小，再结合所能选择的仪器，确定合适的测量方法。因为，在测量同一个物理量时往往有好几种测量的方法。同时，设计实验方案时，对可能产生误差的原因要先做预测，是否有选用仪器范围内被测量值仍过小不易测量的情形。若是存在，就需适当地加大被测量值，或者通过改进测量方法来提高实验的精确度。比如，在重力加速度研究实验中，若采用自由落体法，在测量时间方面就有光电计时法、火花打点计时法和频闪照相法等可供选择。

从下面这个例子可以得到进一步说明：

例如，用伏安法测量电阻时，电表的连接方式有电流表内接法和电流表外接法。通过分析和计算不同连接法的误差，最后得出结论：待测电阻值较大时宜采用电流表内接法；而待测电阻值较小时宜采用电流表外接法。可见，实验中采取何种电表连接法比较合适，应视所能提供的电表规格及其待测电阻值的数量级大小来确定。

(3)测量仪器的选择：对一般的设计性实验来说，在完成某一项检测任务时，可供选用的检测仪器往往还是有不少，不仅所采用的原理、显示形式不同，而且实验的精度也各不相同，其成本和价格又有很大的差别。这就要求实验者按照检测任务的需要统筹考虑，做出合理的选择。

当确定了实验的方案，着重要考虑实验效果及实验精度两个方面的问题。在选择实验仪器时，通常要考虑以下四个方面的因素：①精确度；②分辨率(最小值)；③实用性；④价格。作为教学，考虑到所用的仪器数量及其种类较多，尤其要考虑后两个因素。比如，测量时间用秒表能够达到测量要求的精度，就不要用数字毫秒表；用钢卷尺就能达到测量精度的，就不要选用游标卡尺。

(4) 实验仪器的配套：若实验中需要用到多种仪器时，除了考虑前面所提到的选择仪器需考虑的因素外，还要考虑仪器的合理配置问题。在考虑仪器配套时，着重考虑被测量的不确定度计算中，各个直接测量分量不确定度的影响程度。即先运用误差的传递公式进行分析，计算出各直接测量的误差对间接测量误差贡献的大小，贡献大者的误差是总误差的主要来源，贡献小者的误差是总误差的次要来源。一般来说，一个实验的总误差取决于一个(或少数几个)主要分误差项，通常仅占总误差的 1/10 的分误差项往往可以略去不计。因此，选择实验仪器的配套时，在考虑了实用性、价格因素以外，应从尽量减小误差的角度出发来选择合适精度的测量仪器相配套。也就是说，分项误差贡献大的仪器，就要考虑选择精度高些的，而分项误差贡献小的仪器，就可以选择精度稍低些的(相对价格也低些)。这样，既可以保证测量的精度，又可以减少购置仪器设备的费用。

例如，用单摆测重力加速度，由公式 $g=4\pi^2\dfrac{L}{T^2}$ 可得：

$$E_g=\frac{\Delta L}{L}+2\frac{\Delta T}{T}=E_L+2E_T$$

通过上式可以看出，如果测量周期 T 和摆长 L 的相对误差相同，则测周期 T 的误差对测 g 的误差贡献相对较大，它是测 g 的误差的主要来源。

在选择测量仪器时，若是采用米尺测量摆长，其误差估计为 $\Delta L=0.1\text{cm}$，用秒表测周期，其误差估计为 $\Delta T=0.2\text{s}$。若是 $L=100\text{cm}$，T 大约为 2s，则 $E_L=\dfrac{0.1}{100}=0.1\%$，而 $E_T=2\times\dfrac{0.2}{2}=20\%$，显然，测 g 的误差主要来源于测量周期产生的误差。要减小测 g 的

误差，就必须要改进对周期的测量。若是选用数字频率仪，可使 $\Delta T = 0.001\text{s}$，但是仪器的价格相对较高。若采用秒表测量周期可改进测量的方法，即测出 200 个周期所用的时间，则 $2E_T = 2 \times \frac{0.2}{200 \times 2} = 0.1\%$，这样就减小了总误差：

$$E_g = E_L + 2E_T = 0.1\% + 0.1\% = 0.2\%$$

可见，若要进一步提高测量 g 的精确度，只有同时改进对摆长和周期的测量方法。

3. 完成好设计性实验的几个主要环节

(1) 预习和粗设计：预习是所有实验都必须要求的，其目的是对所做的实验有一个基本的了解，做到心中有数。这里增加了一个粗设计的内容，即要求在了解实验器材、原理、目的的基础上，对整个实验作出一个大致的设计方案或思路，这种方法或思路不一定是正确的或成熟的，但它却是完成实验的基础。

(2) 熟悉器材：实验器材是完成实验必不可少的工具，能够熟练地使用仪器，可以为后面的操作节省相当多的时间。尤其是所选用的有些仪器，对它的使用还不熟练，甚至不会使用，这就要求实验前了解一下仪器的使用方法。最好能到开放的实验室熟悉仪器的使用方法，避免由于对仪器操作不熟练而影响实验进度。

(3) 精设计：精设计是动手操作前的重要环节，方案的设计直接影响到实验成功与否。当然，也许一次实验或一次设计不一定成功，但要尽可能多地考虑到各方面因素，在设计方案上把失败的几率尽量降低。在这一环节中，要把完成实验所要用到的一切材料准备就绪，拿出完整的、精心设计的方案，包括实验中的每一个细节，并预期实验结果及可能出现的问题。

(4) 动手操作：按照设计的方案实际操作，以验证方案的正确性和合理性。在动手操作中若发现设计上有问题或漏洞，还可以及时地调整、修改方案，提高实验效率，确保得到比较理想的实验结果。

(5) 总结：如果实验完成得好，要把成功的经验及时总结出来。同时，也要大家一起分享，既提高自信心，又能激发学习兴趣。若实验完成的不太成功(误差很大)，问题多数会出现在动手操作和设计方案这两个环节上，可以从以下的途径来解决。

1) 再动手：对实验结果作分析，如果问题出现在动手操作过程中，原因可能有多种可能，比如：实验前仪器未归零；仪器间连接有误；数据读取有误；不会使用仪器等。此时，应在教师的指导下重新动手操作。这样，对该实验的操作过程会印象很深刻，再次重新完成实验会很有成就感。

2) 再设计：如果问题出现在设计方案上，在教师指导下找出原方案中的错误或不合理的地方，修改后继续完成实验。再次完成实验会有很大的成就感，体验到成功的喜悦，激发了学习的兴趣。

4. 对设计性实验的评价和意义

(1) 评价：物理设计性实验评价的内容包括以下几个方面：学习态度、合作精神、探究能力、社会实践和交往能力、收集和处理信息的能力、实验态度与习惯、实验设计与操作技能等。主要从知识与技能、实验过程要素、学生的态度和情感发展三个维度来考察。

(2) 意义

1) 有助于培养学生独立思考能力。学生自己设计实验方案，必须亲自查阅文献资料，弄清原理，然后才能制订实验方案。显然，这对培养学生的独立能力是很有利的。

2) 有助激发学生的学习兴趣。由于设计性实验具有一定难度，涉及的知识面比较广。

例如资料的查阅方法、计算机的熟练程度以及基础理论水平的高低，都能在整个教学过程中反映学生的综合素质，容易激发学生的学习兴趣和求知欲望，有助于培养学生的思维能力。教师评定学生成绩，是一个学生的综合能力的体现，最终给学生造成一定的压力，促使学生变压力为动力，引导学生积极思维，能够寻求最佳的设计方案，取得最佳的评判效果。

总之，物理实验的内容广泛，实验的方法和手段比较丰富，很多设计方案的可选择范围也比较广。同时，由于误差的影响是错综复杂的，要综合考虑各种方面因素的影响。因此，教学中开展设计性实验，可以很好地激发学生的求知欲和探索精神，逐步培养学生进行科学实验的能力，从而进一步提高开展科学实验的综合素质。

（张 翼）

实验 5-1 简谐振动的研究

【实验目的】

(1) 学习进行简单设计性实验的基本方法，培养和提高设计简单实验的能力。

(2) 根据提供的实验条件，自行设计实验方案，观察气垫导轨上由滑块和弹簧组成的谐振子的运动规律。

(3) 通过实验进一步研究简谐振动的运动规律，并测量弹簧的倔强系数和有效质量。

【实验器材】

气垫导轨、弹簧、滑块、骑码、物理天平、米尺、单(双)挡光片、CS-Z 智能计时仪(或其他型号数字计时器)、焦利秤等。

【实验要求】

根据实验所提供的仪器，可采用气垫导轨法和焦利秤法两种方法，可先到实验室了解相关的器材再自行确定实验方案。

(1) 设计用于观察和研究简谐振动运动规律的实验方案：①设计验证简谐振动的运动学规律的实验方案。②确定数据的测量方法及其处理方法，并设计相应的数据记录及处理表格。③提出所需要的仪器设备及相关器材。

(2) 研究简谐振动的周期 T 与质量 m 的关系，求弹簧的倔强系数和有效质量：①确定可行的测量方法及其数据处理方法。②拟定测量步骤。③列出数据记录及处理表格。

【实验提示】

自然界中存在着各种振动现象，如机械振动、电磁振动，分子、原子内部的振动也都是不同本质的振动现象。简谐振动是机械振动中最简单、最基本而又最具有代表性的振动，它是表征周期性运动基本特性的理想模型。一切复杂的振动现象都可以分解为几个或若干个简谐振动的合成。因为在小幅度振动的情况下，振动的大多数问题都可简化为有关的不同频率简谐振动的合成，而且在声学、光学、电学以及在原子物理学等许多物理问题中，对运动规律的描述都涉及简谐振动。简谐振动在研究电磁场的振动、固体的晶格振动，以及分子振动等问题中都有应用。因此，研究简谐振动是研究其他复杂振动的基础。本实验将对弹簧振子的运动规律进行观察和研究，更好地理解和掌握简谐振动的运动规律。

1. 气垫导轨法 图 5-1-1 所示为一简单的弹簧振动系统，振子质量为 M，两段弹簧的

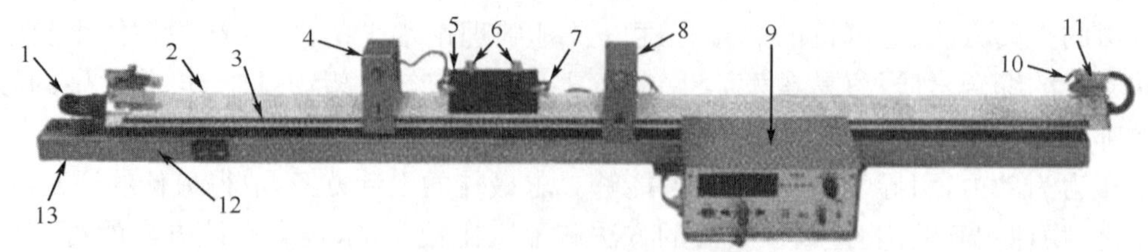

图 5-1-1 气垫导轨示意图

1. 进气口；2. 导轨；3. 标尺；4. 光电门；5. 滑块；6. 挡光片；7. 弹簧；8. 光电门；9. 数字毫秒计；10. 弹簧；11. 气滑轮；12. 底座；13. 底座调节螺丝

倔强系数分别为 k_1 和 k_2，物体两边各与弹簧的一端相连。气轨表面与滑块内表面间形成一层薄薄的空气层（气垫），滑块运动时，摩擦力和阻力均很小，可以忽略不计，这样就构成了一个弹簧振子。当滑块处于平衡位置时，两个弹簧拉滑块的作用力相等，当滑块向右方移动时，左边的弹簧伸长，拉力增加，相对平衡位置右边的弹簧缩短，拉力减小。当振子振动后，用牛顿定律可以证明：

（1）系统是作简谐振动。

（2）系统振动的周期为：

$$T = 2\pi\sqrt{\frac{M + m_0}{k_1 + k_2}} \tag{5-1-1}$$

式中：$m_0 = \frac{1}{3}m$，m_0 为弹簧振动体振动时的有效质量，m 为弹簧的质量。

在气垫导轨上配合 CS-Z 智能计时仪（或其他型号数字计时器），可以准确地测定滑块振动的周期。方法是：自制一个矩形挡光片，尺寸约为长 100mm、宽 40mm。下面备有往滑块上插的凸出狭条（大小可参照挡光片），测定时，将挡光片插在滑块上，滑块位于平衡位置，把一只光电门装在挡光片的左方，见图 5-1-1。开动气源给导轨通气，先使滑块处于静止状态，将滑块移向右方，松手后，滑块即作简谐振动。当完成一次全振动后，数字毫秒计便显示出一个时间数，即是振动周期。

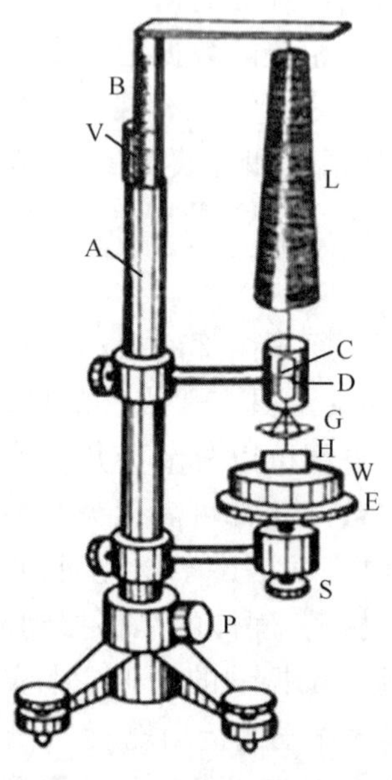

图 5-1-2 焦利秤示意图

2. 焦利秤法 焦利秤是一种精细的弹簧秤，常用于测量微小的力。如图 5-1-2 所示，带有米尺刻度的圆柱 B 套在中空立管 A 内，A 管上附有游标 V。调节旋钮 P 可使 B 在 A 管内上下移动。B 的横梁上悬挂一锥形细弹簧 L，弹簧的下端挂着一面刻有水平线 C 的小镜，小镜悬空在刻有水平线 D 的玻璃管中间。小镜下端的小钩用来悬挂砝码盘 G 和金属丝框 H。工作平台 E 可通过螺旋 S 作上下移动。使用焦利秤时，通过调节旋钮 P 使圆柱 B 上下移动，从而调节弹簧 L 的升降，使小镜上的水平刻线 C、玻璃管上的水平刻线 D 以及 D 刻线在小镜中的像 D′三者重合，简称“三线对齐”。这样可以保持 C 线的位置不变。应当指出，普通弹簧秤是上端固定，加负载后向下伸长。而焦利秤是保持弹簧下端（C 线）的位置不变，则弹簧加负载后的伸长量 Δx 与弹簧上端点向上的移动量相等，可用圆柱 B 上的主尺和套管 A 上的游标来测量 Δx。再根据胡克定律：

$$F = k\Delta x \tag{5-1-2}$$

在已知弹簧倔强系数 k 的条件下，可以求出力 F 的量值。

若使焦利秤的一根弹簧作上下振动，可得弹簧振动的周期为：

$$T = 2\pi\sqrt{\frac{M + m_0}{k}} \tag{5-1-3}$$

式中：k 为弹簧的倔强系数。

【注意事项】

（1）绝不能用手随意拉伸作谐振子的弹簧，以免超过弹簧的弹性限度，导致弹簧不能恢复原状。

（2）切勿压、划、敲、磨气垫导轨，以免损伤导轨的轨面。使用滑块应轻拿、轻放，避免碰撞而损伤其内表面。

（3）不得任意调换配套使用的滑块与导轨，在导轨未通气时，不要将滑块在导轨上来回滑动，以免磨损导轨表面及堵塞气孔。

【思考题】

（1）在实验中，每次在滑块上加骑码后测周期要进行多次测量，每次测量时是否要保持振幅一定？为什么？

（2）实验中观察简谐振动现象时，滑块的振幅在振动过程中不断减小，是何原因？对实验结果有无影响？

（3）在本实验中，导轨由水平放置改为倾斜放置，对实验的结果有无影响？根据观察的结果从理论上加以说明。

（张　翼）

实验 5-2　人体温度的测定

【实验目的】

（1）了解温度测量的方法。

（2）了解热电偶测温度的原理。

（3）学习用箱式电位差计测量电动势。

（4）根据提供的实验条件，自行设计实验方案，测量人体的温度。

【实验器材】

UJ36 型携带式直流电位差计、滑线电桥、检流计、电阻箱、直流电源（1V）、万用表、电源开关、开关、镍铬-铬镍温差热电偶、热敏电阻、导线、保温杯或保温瓶、烧杯、温度计、温度计支架、冰水混合物、热水器、搅拌器等。

【实验要求】

所提供的仪器，可供利用热敏电阻和热电偶进行温度测量的实验。

（1）设计可行的测量人体温度的实验方案。

（2）提出所需要的仪器设备及相关器材。

(3) 确定数据的测量方法及其处理方法,并设计相应的数据记录表格。

(4) 用所设计的实验方法测量人体手掌心的温度,并与水银温度计测量的结果比较。

【实验提示】

温度测量是最常见的物理测量之一。温度测量有许多方法,不同温度范围、不同测量对象及不同测量环境可以选择不同方法。温度的测量可分为接触式测量和非接触式测量。液体温度计、热电偶温度计及热敏电阻均属于接触式测量。

热敏电阻是半导体材料做成的一种热敏元件,其电阻值随温度显著变化。有关热敏电阻的温度特性和测温原理可参考实验 3-3。

1. 热电偶测温原理 把两种不同的金属或不同组分的合金两端彼此焊接(或熔接)成一闭合回路,若两接点保持在不同的温度 t 和 t_0,则回路中产生温差电动势。这两种金属的组合体称为热电偶。由于热电偶具有结构简单、制造方便、测温范围宽、热惯性小、准确度高、输出信号便于远传等特点,其在温度测量中应用极为广泛。

温差电动势的大小除了和组成电偶的材料有关外,唯一决定于两接点的温度差($t-t_0$)。一般来说,电动势和温差的关系相当复杂,第一级近似式表示为:

$$E=C(t-t_0) \tag{5-2-1}$$

式中:t 是热端温度,t_0 是冷端温度,C 称为温差系数(或称热电偶常数)。温差系数代表温差 1℃时的电动势,其大小决定于组成热电偶的材料。

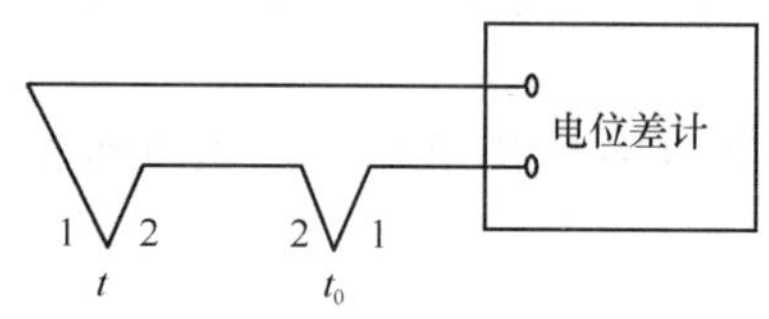

图 5-2-1 热电偶测温原理图

温差热电偶可以用来测量温度。测量时,使热电偶的冷端接头温度保持恒定(通常保持在冰点)。另一端与待测物体相接触,再用电位差计测出热电偶回路的电动势(图 5-2-1)。只要该电偶的电动势与温差间的关系事先标定好就可以求出待测温度。

2. 箱式电位差计的工作原理 箱式电位差计是利用补偿测量法原理做成的一个精密而使用方便的仪器。它由三个部分组成,如图 5-2-2 所示。

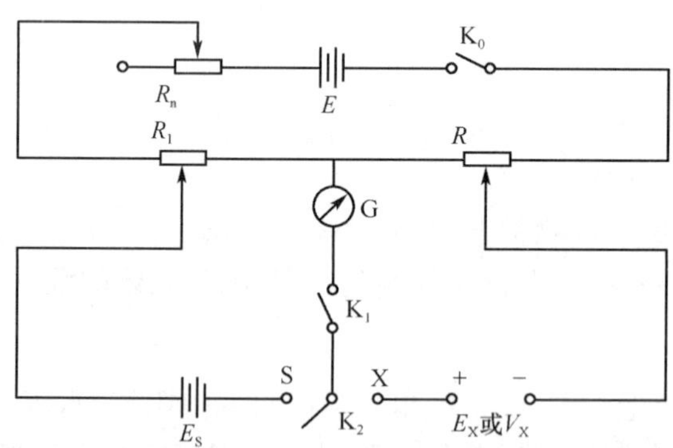

图 5-2-2 箱式电位差计的工作原理图

(1) 工作电流调节回路:主要由工作电源 E,工作电流调节电阻 R_n,调定工作电流用可变电阻 R_1,测量电动势或电压用可变电阻 R,开关 K_0 等组成。

(2) 校正工作电流回路:主要由标准电池 E_s,检流计 G,开关 K_1,K_2(S)等组成。

(3) 待测回路:主要由待测电动势 E_x 或电压 V_x、检流计 G、开关 K_1、K_2(X)等组成。

这三部分构成一个有机的整体，缺少任何一部分都不能完成电动势或电压的测量。

为了能从箱式电位差计直接读出待测电动势 E_x 或电压 V_x，需要事先用标准电池的电动势来校准电位差计的工作电流 I_0。即接通开关 K_0、K_1，将 K_2 扳向 S，调节可变电阻 R_n 以改变工作电流 I 的大小，直至检流计指针不偏转为止。当用校准过的电位差计测量电动势或电压时，可将 K_2 扳向 X，调节电阻 R 的滑动端使电位差计处于补偿状态，则从电阻 R 的转盘上可直接读出待测的电动势或电压。

图 5-2-3 为电位差计面板图，使用时按以下步骤操作。

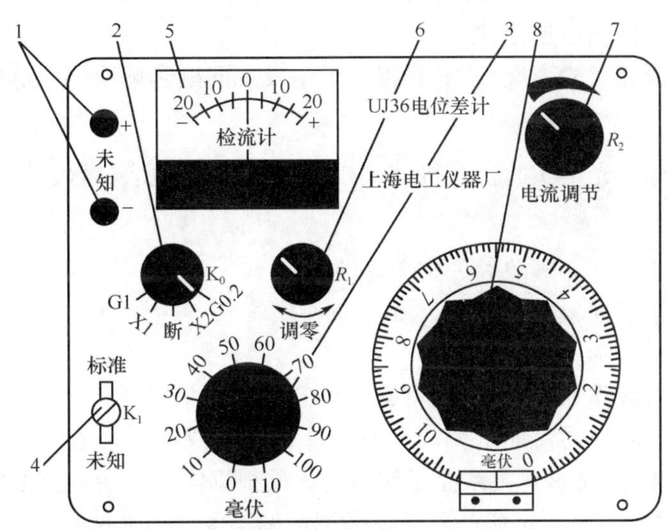

图 5-2-3　电位差计面板图

1. 未知测量接线柱；2. 倍率开关；3. 步进盘；4. 电键开关；5. 晶体管放大检流计；6. 晶体管检流计电气调零；7. 工作电流调节；8. 滑线盘

(1) 将待测电动势接线端接到未知测量接线柱。

(2) 把倍率开关 K_0 旋至"×0.2"处，等待 3 分钟。

(3) 测量前先调整检流计指零。即调节 R_1 使检流计指零。

(4) 将扳键开关 K_1 扳向"标准"，调节 R_2，使检流计指零。

(5) 将扳键开关 K_1 扳向"未知"，调节步进盘和滑线盘使检流计再次指零，则：

$$待测电动势=(步进盘读数+滑线盘读数)\times 0.2\text{mV}$$

【注意事项】

(1) 热电偶接线时注意区分热电偶两接触端的正负极性。

(2) 用烧杯盛热水时，需小心操作，若温度降低太慢，可考虑缓慢地在热水中加少量冷水，以缩短冷却时间，但必须一边加水，一边搅拌，使水温均匀。

【思考题】

(1) 医学上有哪些温度测量方法？

(2) 标准电池在补偿法原理中起什么作用？

(3) 利用改变温差电偶热端的温度测量温差电动势时，实验过程中要注意哪些方面？

(4) 分析人体掌心温度测量的误差来源。

（李晓原）

实验 5-3　光的波动性研究

【实验目的】

(1) 通过对激光的干涉、衍射、偏振、旋光等现象的观察,加深对光具有波动性的认识和理解。

(2) 掌握用杨氏双缝干涉图样测量光波波长的方法。

(3) 通过实验验证马吕斯定律。

(4) 通过自行设计实验方案,培养和提高学生发现问题和解决问题的能力。

【实验器材】

TY-Ⅱ型激光综合光学实验仪、(机械式或数字式)多用电表、直尺等。

【实验要求】

(1) 观察杨氏双缝干涉现象并测定激光波长。

(2) 观察单缝衍射现象。

(3) 观察夫朗和费圆孔衍射现象。

(4) 用葡萄糖溶液作为旋光质,观察旋光现象。

(5) 利用偏振光验证马吕斯定律。自行设计相应的数据记录表,根据记录的数据画出 $i\text{-}\cos^2\theta$ 关系曲线,并对 $i\text{-}\cos^2\theta$ 关系曲线作讨论。①根据实验室所提供的实验器材,合理画出实验装置图,并完成马吕斯定律的验证。②把检偏器度盘指针从 0° 依次变到 90°,要求每隔 10°测量一次光电流。

【实验提示】

激光是一种新的光源,它能在空间上、时间上和波长上高度集中,从而具有高亮度性、高方向性、高单色性等特点。激光波动的特征,就是具有干涉、衍射、偏振等现象。通过激光波动性实验观察干涉、衍射、偏振、旋光等现象,验证光具有波动性的结论。

1. 杨氏双缝干涉　用激光垂直入射到双缝上,在屏上可观察到明暗相间的干涉条纹。相邻的明纹(极大值)或暗纹(极小值)之间的距离为:

$$\Delta x = \frac{D}{d}\lambda \tag{5-3-1}$$

式中:D 为双缝到屏的距离,d 为两缝中心的距离,而 λ 为光波波长,测出 Δx、D、d,可计算出 λ。

2. 单缝衍射　用激光垂直入射到单缝上,在屏上可观察到衍射图样,正对狭缝是中央亮带,两侧出现明暗相间的条纹。

3. 夫朗和费圆孔衍射　用激光垂直入射到圆孔(直径为 a)上,则在屏上可观察到圆孔的衍射条纹,中间是亮度很大的亮斑,周围有明暗相间的环带。理论及实验都得出中间亮斑(爱里斑)的半径为 $R = 1.22\dfrac{D}{a}\lambda$,其中 D 是圆孔到屏的距离。

4. 验证马吕斯定律　偏振光可利用起偏器从自然光获得,而一束光是否为偏振光可用检偏器来检验。强度为 I_0 的偏振光通过检偏器后的强度 I 满足马吕斯定律,即

$$I = I_0\cos^2\theta \tag{5-3-2}$$

θ 是检偏器透射轴方向与入射偏振光振动方向之间的夹角。因为用光照射光电池会产生光电流，光电流 i 的大小与照射光强度 I 成正比。

实验中可通过测量光电池的光电流来验证马吕斯定律。从公式 $I=I_0\cos^2\theta$ 可推导出：$i=i_0\cos^2\theta$，可见 i 与 $\cos^2\theta$ 呈线性关系，如图 5-3-1 所示。

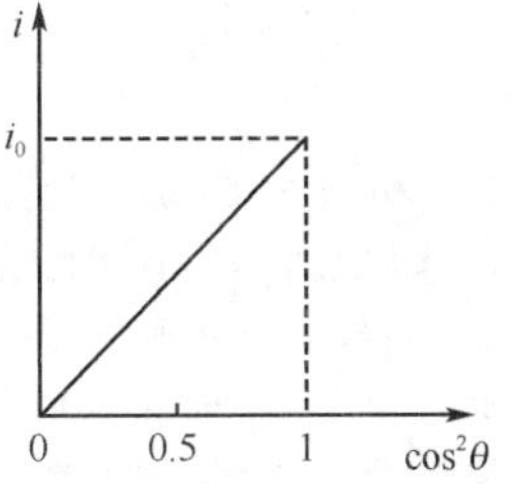

图 5-3-1　i-$\cos^2\theta$ 关系曲线

5. 旋光现象　所谓旋光性，是指偏振光通过某些物质时其振动面发生旋转的现象。能使光的振动面发生旋转的物质称为旋光质。

【注意事项】

（1）由于激光束强度大，即使是反射光也可能对人体的眼睛和皮肤造成损伤。实验中严禁注视光源，以免损害眼睛。

（2）利用杨氏双缝干涉测波长时，测定 Δx、D 时要保证测量的准确度以提高测量结果的精确度。

【思考题】

（1）观察杨氏双缝干涉现象时，缝与屏的距离约为多少较合适？若距离过近所观察到的条纹将如何变化？

（2）实验看到的单缝衍射条纹与杨氏双缝干涉条纹主要有哪些区别？

（3）根据测量结果，分析产生误差的原因。

（4）根据激光的特点，自行查阅资料，列举其在医学上的相关应用。

（张　翼）

参考文献

邓金祥,刘国庆.2005.大学物理实验.北京:北京工业大学出版社

付妍,梁路光.2003.医用物理实验.北京:高等教育出版社

甘平.2008.医学物理学实验.北京:科学出版社

龚敏,陆申龙.2009.医学物理学实验.北京:人民卫生出版社

侯俊玲,孙铭.2003.物理学实验.北京:科学出版社

胡新珉.2004.医学物理学.北京:人民卫生出版社

喀蔚波.2005.医用物理学.北京:高等教育出版社

李水泉.2000.大学物理实验.北京:机械工业出版社

梁士坤,冯永振,吕群松.2003.液体黏度系数实验装置的改进与制作.广东医学院学报,21(5):509

陆正兴,王亚伟.2002.声波多普勒效应综合实验.物理实验,22(7):3～5

孟和,顾志华.2004.骨伤科生物力学.北京:人民卫生出版社

潘志达.2004.医学物理学实验.北京:科学出版社

潘志达.2006.医学物理学实验.第2版.北京:科学出版社

秦任甲.2006.医用物理学.桂林:广西师范大学出版社

丘翠环.2009.物理学实验.北京:科学出版社

仇惠,余大昆.2008.医学物理学.北京:科学出版社

仇惠,张瑞兰,吉强.2007.医学影像物理学实验.第2版.北京:人民卫生出版社

童培雄,刘贵兴,沈元华.2000.多普勒效应测速实验,物理实验,20(2):3～5

吴锋,王若田.2003.大学物理实验教程.北京:化学工业出版社

游佩林,郑仲森,刘贵昂.2003.大学物理实验.广州:华南理工大学出版社

岳小萍,刘东华.2009.医学物理学实验.北京:机械工业出版社

张锋伟.2009.材料力学实验.北京:中国电力出版社

张翼,韦相忠.2007.物理学实验.桂林:广西师范大学出版社

张泽宝.2005.医学影像物理学.第2版.北京:人民卫生出版社

张兆奎,缪连元,张立.2001.大学物理实验.上海:华东理工大学出版社